Verónica Vázquez Chacón

Fisioterapia Pulmonar en Pectum Excavatum y Síndrome de Down

Verónica Vázquez Chacón

Fisioterapia Pulmonar en Pectum Excavatum y Síndrome de Down

Intervenciones Terapéuticas Integradas para Pectum Excavatum en Pacientes con Síndrome de Down

Editorial Académica Española

Imprint

Any brand names and product names mentioned in this book are subject to trademark, brand or patent protection and are trademarks or registered trademarks of their respective holders. The use of brand names, product names, common names, trade names, product descriptions etc. even without a particular marking in this work is in no way to be construed to mean that such names may be regarded as unrestricted in respect of trademark and brand protection legislation and could thus be used by anyone.

Cover image: www.ingimage.com

Publisher:
Editorial Académica Española
is a trademark of
Dodo Books Indian Ocean Ltd. and OmniScriptum S.R.L publishing group

120 High Road, East Finchley, London, N2 9ED, United Kingdom
Str. Armeneasca 28/1, office 1, Chisinau MD-2012, Republic of Moldova, Europe
Managing Directors: Ieva Konstantinova, Victoria Ursu
info@omniscriptum.com

Printed at: see last page
ISBN: 978-620-0-01739-0

Dedicatoria

A las personas con Síndrome de Down, a sus familias, que encuentren en este libro otra alternativa de tratamiento Fisioterapéutico en el ámbito de Terapia Pulmonar.

A mis hijos: Ximena y Antonio que son mi motor de vida.

A mi padre que siempre me motivó a ser la mejor versión de mí.

Y a mi esposo, que me alienta cada día.

Índice

Capítulo 1. Pectum Excavatum

Resumen

El Pectum excavatum es la malformación congénita de la pared torácica anterior más frecuente y se presenta entre un 90 y 92%. [1,5, 16, 20, 23, 24, 27, 42]. Se define como una depresión del esternón con exteriorización de los cartílagos costales más caudales, dando un aspecto de tórax en embudo. [1,2,5,14,23] En México, se presenta en 1 de cada 1,000 nacidos vivos. [26]. Esta malformación congénita, puede estar asociada a trastornos congénitos del tejido conectivo en un 30 a 40% [1, 18,20, 23].

1.1. Antecedentes

Descrita en el siglo XVI por Bauhinus.[7] Las malformaciones de la pared torácica constituyen un grupo variado de defectos que afectan a la caja torácica (costillas, esternón y columna dorsal).1]

Las deformidades de la caja torácica no se deben ver solo como un problema estético, sino también como un problema de supervivencia.3]

Toda deformación congénita que produce síntomas y, por lo tanto, es una patología que debe de ser abordada. [25]

Las deformidades de la caja torácica se pueden dividir en dos tipos, las que son productos del desarrollo anormal del pecho en el crecimiento y las congénitas que son las secundarias a una malformación estructural del pecho evidente en el nacimiento. Las malformaciones del desarrollo son las más comunes, como por ejemplo pectus excavatum o pectun carinatum.7]

La primera descripción de un caso de pectus excavatum fue hecha por Bauhinos 1594.8]

El paciente con pectum excavatum presenta patrón pulmonar obstructivo en menor casos es reversible.5]

Esta enfermedad se asocia a otras anormalidades del sistema musculoesquelético siendo las más frecuentes la escoliosis y los síndromes de Marfan y Ehlers Danlos, 6,8,11,12] donde puede aparecer después del nacimiento. 7]

Según la clasificación de Acastello se dividen en cinco tipos: la tipo I que afectan el cartílago costal, las tipo II que afectan las costillas, las tipo III que afecta en forma conjunta al cartílago costal y la costilla, las tipo IV que afectan al esternón y las tipo V que afectan a las clavículas y a las escapulas. [1,11,23]

1.2. Concepto

Se denomina pectus excavatum (PE) o pecho excavado, hundido o en embudo a una malformación de la pared anterior del tórax, caracterizada por una profunda depresión o angulación posterior del esternón y alteración de las articulaciones condroesternales inferiores, los cartílagos costales son más largos y angulados hacia atrás y el apéndice xifoides suele doblarse hacia delante en forma prominente, esto da lugar a una concavidad de profundidad variable en la pared anterior del tórax, desde la tercera hasta la octava costilla. 1,2,3,6,7,8,10,11,12,15,18], habitualmente es asimétrica y de profundidad variable [13,15] El resto se distribuye en orden decreciente entre pectus carinatum, tórax hendido, síndrome de Cantrell y síndrome de Poland. 8]

Aunque en la mayoría de los casos se trata de una malformación congénita, puede aparecer después del nacimiento asociada a otros trastornos congénitos del tejido conectivo y muscular, tales como los síndromes de Marfan y de Ehlers Danlos 8], o a la Homocistinuria. También puede acompañar a los síndromes de Noonan y de Turner.1]

Se considera significativa o grave cuando la distancia entre la pared anterior del tórax y la zona más profunda del esternón es superior a 3 centímetros. [15]

El PE consiste en un sobrecrecimiento de la región condral junto con un desplazamiento de la parte inferior del esternón, lo que resulta en una deformidad cóncava que puede desencadenar fatiga, molestia o dolor torácico y compromete la respiración durante el ejercicio. 6]

Se han identificado siete tipos de PE y pueden estar presentes en 27 distintos padecimientos genéticos humanos asociados con mutaciones en diferentes exones del gen FBN-1.6]

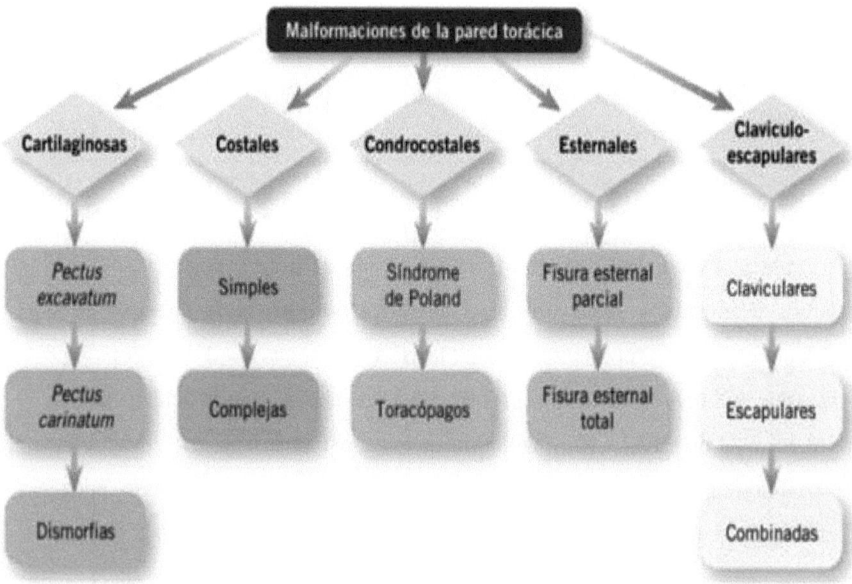

Imagen 1. Malformaciones de la pared torácica. 1]

1.3. Etiología

Al estudiar la biomecánica, morfología y la histoquímica de los cartílagos

costales, en niños con PE, utilizando test de biomecánica, microscopía de luz,

microscopía electrónica, inmunohistoquímica, safranin-o para proteoglicano y

PAS (periodic acidshiff), se ha podido concluir que se produciría una alteración

a nivel de la distribución y organización del colágeno tipo II, lo cual llevaría a

estos cartílagos a ser menos resistentes a la compresión, tensión y distensión;

ejercida por la presión intrauterina, presión torácica o a un mal desarrollo del

diafragma. 1,10]

Esto, en conjunto produciría una angulación posterior del esternón. En otros

estudios se ha encontrado un claro aumento del catabolismo de la potencia de

crecimiento del cartílago costal; evaluado por 3 enzimas que intervienen en la

formación de mucopolisacaridos, glucoronidasa, carboxipeptidasa,

hexosaminidasa No se han observado alteraciones a nivel de la mitocondria,

aparato de Golgi, retículo endoplásmico, así como tampoco en la distribución y

contenido de proteoglicanos.

Tampoco se observó la presencia de hipoplasia, hiperplasia, necrosis o

desnaturalización del cartílago. Otros estudios han demostrado que hay una

disminución del zinc y un aumento del calcio y magnesio a nivel de los

cartílagos costales. Por otro lado, se postula que hay una causa genética, debido

a que en alrededor del 35% de los casos se encuentra una historia familiar. 10]

1.4. Epidemiología

El Pectum excavatum es la malformación congénita de la pared torácica anterior más frecuente y se presenta entre un 90 y 92%, [1, 7,8,9,11-18] cuya prevalencia es del 0.1 al 2.6 %.6] Prevalencia (8 de cada 100 nacidos vivos).7]

Su incidencia es de 1:400-700 11] a 1:1000 recién nacidos 7,8], afectando principalmente a varones en una relación 3:1 ó 4:1 7,8,10,11] y a la raza blanca 1,-3] con una relación 3:14. Con una relación 5 a 1 en varones [6]. Se encuentra una incidencia familiar del 40%.1,9]

Datos mencionan una incidencia a nivel mundial es desde 1 por cada 300-400 a 700-1000 recién nacidos vivos [1,3,6,11] hasta 1:1000 [15] en México, se presenta en 1 de cada 1,000 nacidos vivos. [8,19].

Esta relativa baja frecuencia puede explicar que los pediatras o médicos generales se encuentren poco o nada familiarizados con el manejo de este tipo de alteraciones, principalmente en lo que a información y consejo se refiere, considerando el importante impacto emocional y social aparejado a dichas deformidades corporales.9]

1.5. Diagnóstico

Los síntomas referidos por los pacientes son: intolerancia al ejercicio, dolor torácico, con o sin ejercicio, infecciones respiratorias frecuentes. 2,8]

La radiografía simple de tórax en proyecciones posteroanterior y lateral puede evidenciar patología asociada, predominantemente de la columna vertebral. 8]

El esternón puede estar rotado en su eje mayor, de acuerdo a la extensión y al grado de deformidad. Generalmente, la rotación se hace hacia la derecha acompañándose de menor desarrollo del hemitórax derecho.12]

El examen físico comienza con la inspección, lo que permite observar la actitud postural del paciente (inclinación de sus hombros hacia delante con o sin diferencia de altura entre los mismos); grado de deformidad (leve, moderado o severo); simetría o asimetría torácica y deformidades secundarias, como escoliosis. Así, y de manera simple y sencilla, se obtienen casi todas las características semiológicas de la malformación, sin embargo, es importante determinar, con datos precisos, el grado y tipo de deformidad para poder evaluarlos en forma comparativa en el control evolutivo de estos niños. Para esto se procede a la determinación de las medidas torácicas: la circunferencia torácica para evaluar el perímetro del tórax, compararla con percentiles de

acuerdo a su edad, la distancia entre las mamilas para el tipo (simétrico o asimétrico) y el índice torácico para el grado (leve, moderado o severo). Las medidas torácicas y la radiografía de tórax frente y perfil, son suficientes para evaluar el paciente, ver la repercusión de su deformidad y decidir la conducta a tomar, se sugiere considerar como primera opción la fisioterapia pulmonar. La radiografía de tórax de frente permite observar los arcos costales anteriores con una mayor inclinación hacia abajo y un desplazamiento cardiaco hacia la izquierda, lo que deja vislumbrar el contorno lateral derecho de la columna y una mayor visualización del hilio pulmonar derecho. En la radiografía de tórax de perfil se puede confirmar la mayor desviación hacia debajo de los arcos costales y permite evaluar la distancia esternal con respecto a la columna vertebral. Los controles de estos pacientes se realizan en forma periódica, cada seis a doce meses, desde una perspectiva médica, desde una perspectiva fisioterapéutica se sugiere cada sesión y desde la perspectiva del médico en rehabilitación cada 10 sesiones, de acuerdo a la severidad de la deformidad, y continúan hasta la adolescencia. Un grupo importante no requiere cirugía correctora, en su lugar, tratamiento con fisioterapia pulmonar.

1.6. Tratamiento

El tratamiento hasta ahora, se ha identificado como quirúrgico en estadíos graves 6] y nulo en moderados y leves, cuando aún no hay repercusión cardiaca, en este libro se propone el tratamiento no invasivo por medio de la terapia pulmonar, sin embargo, en este apartado se abordará el tratamiento convencional.

Se han descrito varias técnicas que podríamos clasificar en dos grupos:

1) Las que actúan modificando la anatomía costal y esternal y 2) Las

que se limitan a disimular el defecto mediante rellenos. Todos los procedimientos quirúrgicos del primer grupo han dado buenos resultados cuando la indicación y la técnica han sido correctas, pero siempre con un nivel de riesgo elevado y con complicaciones importantes que van desde dolor postoperatorio a largo plazo, neumotórax, aneurismas de los vasos mamarios, perforación pericárdica durante la cirugía o desplazamiento de la barra en la técnica de Nuss.1,6]

La indicación para cirugía se basa en el índice de Haller mayor de 3.26 e indica la severidad de la depresión del esternón, además se requiere valoración cardiológica y pruebas de función respiratorias preoperatorias. 2,8,11] Aunque otros autores, mencionan que la indicación quirúrgica es estética en un 90% de casos.6]

La corrección quirúrgica de esta malformación está indicada cuando dos o más de los siguientes hallazgos están presentes:

Hundimiento moderado a severo, progresión de la deformidad, índice de deformidad torácica o índice de Haller en rango patológico (mayor a 3.2), compresión o desplazamiento cardiaco, compresión de la arteria pulmonar o vena cava, estudios de función pulmonar que demuestren enfermedad restrictiva, prolapso de válvula mitral, cualquier alteración cardiaca atribuible a una compresión de cavidades derechas y falla de una reparación previa de la deformidad, hundimiento moderado a severo, progresión de la deformidad, movimiento paradójico de la caja torácica durante la respiración.7]

El índice de Haller (IH) es la medición más ampliamente utilizada y supone el gold standard en la indicación de intervención quirúrgica en los pacientes con PE. Este índice, descrito por primera vez hace más de 30 años, se calcula al dividir el diámetro transversal y el diámetro anteroposterior del tórax en el corte de TAC con mayor depresión esternal.71]

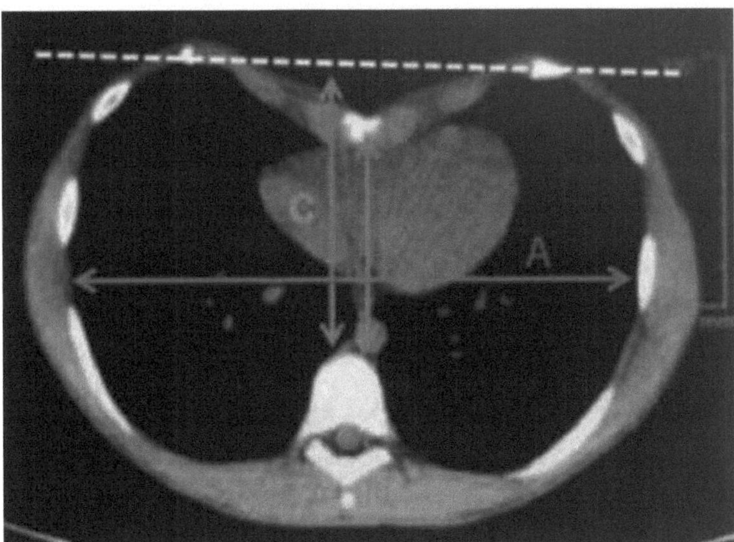

Figura 1.Índice de Haller. Fuente 71]

El procedimiento quirúrgico de elección en la actualidad es la técnica de Nuss, que consiste en la introducción de una barra metálica retroesternal, mediante videotoracoscopía. 7]

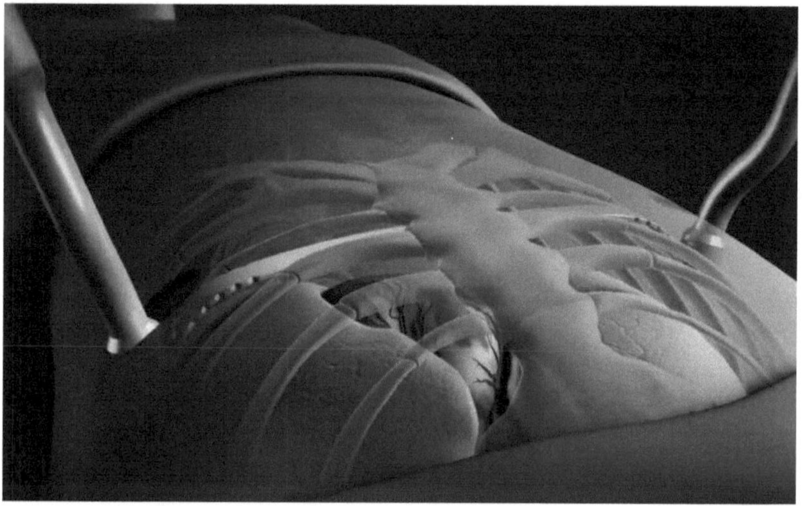

Figura 2. Tratamiento Quirúrgico Nuss. Fuente: Hospital of Chicago.

El presentar defectos congénitos como Síndrome de EhlerDanlos y deformidades músculo esqueléticas aumenta el riesgo quirúrgico.4]

La edad óptima para la corrección quirúrgica difiere según los autores y va desde los 3 años hasta los 14 años de edad 3,8,11,12], es decir, al inicio de la pubertad.6]

En el segundo grupo de tratamientos quirúrgicos, que emplean materiales de relleno, los primeros casos reportados corresponden a Murray en 1965, mediante implantes de silicona. En 1970 Masson y en 1972 Standford, presentan el uso de prótesis de silastic hechas de una impresión tomada por un molde, con abordaje por debajo del xifoides.

En 1994 Johnson introduce la posibilidad de utilizar la Tomografía Computarizada para realizar un cálculo más exacto de la prótesis a colocar y, en 2008, Saour et al., publican la corrección del pectus excavatum mediante prótesis.1]

En la actualidad, existe un sistema de campana de vacío, L. Bento, que aplicada al defecto del pectus durante un periodo de tiempo adecuado.

El tratamiento generalmente es quirúrgico y se remontan de 1911 y en la mayoría de los casos la indicación es estética. desventajas principales de esta técnica fueron: la respiración paradójica y la falta de protección al corazón, además del pobre resultado estético con una recuperación posquirúrgica prolongada que amerita ventilación mecánica, estancia en terapia intensiva por tórax inestable secundario, los autores reportan tiempos quirúrgicos prolongados, pérdidas sanguíneas considerables y una recurrencia entre el 5% y 36%. incluso con la cirugía de mínima invasión presentan complicaciones como neumotórax (6%), seromas (4%), desplazamiento de la barra (3%), pericarditis y derrame pericárdico (2%), y reoperaciones (4%).

Más recientemente, mediante el tratamiento con estructuras ortésicas que imprimen presión a las porciones prominentes de la pared torácica, Sin embargo, estos métodos son de engorrosa realización, además de costosos y prolongados, en tanto que los resultados son inciertos.

Una de las primeras medidas que tenemos que tomar con estos pacientes, es incentivar la modificación de la postura.11]

Es importante intentar que corrijan la posición de los hombros y también se le indicará la realización de deporte (en especial, aquellos que fuercen el tren superior haciendo hincapié en la natación) para conseguir este objetivo de corrección postural, a la vez, que se consigue mejorar la musculatura pectoral.11]

La campana de vacío consiste en un dispositivo que el paciente usará ambulatoriamente y a diario un tiempo determinado con el que se consigue, mediante succión, levantar el esternón corrigiéndose el defecto.11]

Los mejores resultados se han conseguido en pacientes menores de 11 años, con menor profundidad del defecto (menor a 1,5 cm) y con un uso de un mínimo de 12 meses consecutivos.11]

El desarrollo de técnicas menos invasivas, como uso de Maniobras de Reclutamiento alveolar, con uso de Resucitador Manual mecánico, ha mejorado la tolerancia y seguridad del procedimiento, obteniéndose resultados satisfactorios.9]

En el presente libro, se sugiere la aplicación de Tratamiento de Fisioterapia Pulmonar, en específico, Técnicas de reclutamiento alveolar, que los autores han observado disminución de la deformidad hasta en un 80% con tratamiento conservador.

1.6.1. Historia y cirugía

Los intentos iniciales de tratamiento se remontan de 1911, realizado por Meyer en Alemania, quien extirpó el segundo y tercer cartílago del lado derecho, el reporte señala que no hubo mejoría de la malformación con el procedimiento efectuado.

En 1921, realizando resección completa de las costillas, cartílagos deformados y esternón (resección condroesternal) descrito por Sauerbruch, las desventajas principales de esta técnica fueron: la respiración paradójica y la falta de protección al corazón, además del pobre resultado estético.

Ravich, en el año 1949, recomienda la excisión de todos los cartílagos costales malformados, incluyendo el pericondrio.

Desde l947 se emplea para la corrección quirúrgica la técnica de Ravitch o sus modificaciones. Es una cirugía abierta con una incisión amplia en el tórax anterior transversal o longitudinal, con resecciones de 3 o más cartílagos costales a cada lado y sección total o parcial del esternón. En 1998 Donald Nuss, reporta la técnica minimamente invasiva, con incisiones laterales de 2,5 cm. en el tórax e implantación de una barra metálica por vía retroesternal, guiada por videotoracoscopia.11]

Posteriormente Welch, en 1958, introduce el concepto moderno de preservación de pericondrio lo cual permite la regeneración costocondral las técnicas propuestas por Welch y Ravich predominaron por un período de más de cuarenta años (4).

En la última década, las técnicas quirúrgicas mínimamente invasivas han alcanzado un importante desarrollo. En 1998 Donald Nuss notifica una novedosa técnica, mínimamente invasiva, que consiste en el implante temporal de una barra metálica (acero o titanio) retroesternal insertada a través de dos pequeñas incisiones a cada lado de la pared torácica, esta barra es introducida bajo visión toracoscópica y luego fijada a la pared torácica de manera de evitar su desplazamiento en el post operatorio. El implante actúa como soporte temporal corrigiendo la deformidad y evitando la progresión del hundimiento esternal, es retirada después de tres años en un procedimiento ambulatorio. 8]

En México (Centro Médico Nacional La raza), desde el 2000, se han realizado la técnica de Ravitch, 2] tratamiento que se convirtió en el "gold estándar", 4] Aunque, existe aún controversia de la utilización de la barra de Nuss para catalogarla como «gold standar».6]

En noviembre de 1999 el Dr. Leoncio Bento (cirujano pediátrico del Hospital Virgen del Camino [Pamplona]) introdujo la técnica de Nuss en España, con historias de éxito, pero aun así con complicaciones similares a los publicados en la literatura (30%), llegando incluso a ser precisa la retirada de la barra por dolor intolerable. 6]

Es indicación de cirugía la presencia de deformidades severas, mayor a 5 cms de profundidad, y esta no debe ser realizada, solamente con fines estéticos sino terapéuticos 4], sin embargo, la finalidad de este libro es dar a conocer un tratamiento no invasivo por medio de fisioterapia pulmonar, principalmente en pacientes con Síndrome de Down.

En casos en que la deformidad es importante y en los enfermos con Síndrome de Marfan, a veces es conveniente colocar 2 barras. 6]

1.6.2. Complicaciones de la cirugía

Entre las complicaciones observadas con mayor frecuencia, se describen las siguientes: a) Neumotórax (con o sin resolución espontánea) 60% b) Desplazamiento de la barra 35% c) Pericarditis 2% d) Infección de la herida 2% e) Neumonía 1% f) Condrodistrofia torácica, lesión cardiaca, hemotórax. 5,10]

Una plastia extensa de la pared anterior del tórax en niños menores de cuatro años puede conducir al desarrollo de una condrodistrofia torácica asfixiante adquirida, semejante al síndrome de Jeune.8]

Se ha observado con significancia estadística que la tasa de complicaciones posoperatorias de la técnica de Nuss ha sido de 11.1% en pacientes pediátricos, 58.3% en pacientes adolescentes y nuevamente 58.3% en adultos; la tasa de reoperación de 3.7, 16.6 y 50%.8]

El dispositivo vacuum bell debe usarse durante un mínimo de 30 min 2

veces al día. Entre los efectos secundarios asociados a su sobreuso está la aparición de un hematoma subcutáneo, petequias y dorsalgia. 6]

El procedimiento descrito por Ravitch, presenta: recuperación posquirúrgica prolongada que amerita ventilación mecánica, estancia en terapia intensiva por tórax inestable secundario, tiempos quirúrgicos prolongados, pérdidas sanguíneas considerables y una recurrencia entre el 5% y 36%.

El Pectus Up

El Pectus Up consta de un implante y un conjunto de herramientas utilizadas en un nuevo método muy poco invasivo y, por lo tanto, poco doloroso.

El procedimiento es el siguiente: se coloca el **implante** Pectus Up encima del esternón, a nivel **subpectoral**, en la zona de más hundimiento del tórax. Posteriormente, a través de un sistema de elevación se levanta el esternón hasta la posición deseada y se fija con el implante.

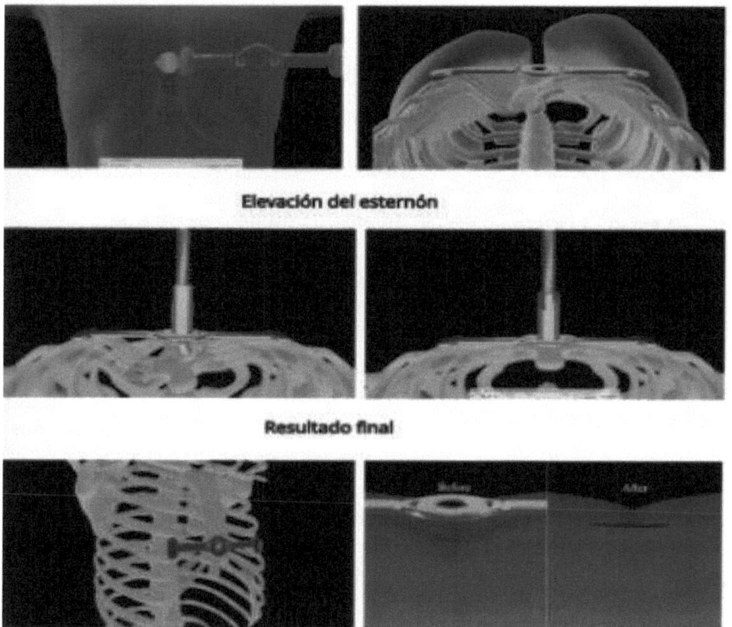

Imagen 3. Pectus Up. Fuente: https://pectusup.com/tratamiento-quirurgico-pectus-excavatum/

La indicación para cirugía se basa en el índice de Haller mayor de 3.26 e indica la severidad de la depresión del esternón, además se requiere valoración cardiológica y pruebas de función respiratorias preoperatorias.

Joo reporta complicaciones con la cirugía de mínima invasión como neumotórax (6%), seromas (4%), desplazamiento de la barra (3%), pericarditis y derrame pericárdico (2%), y reoperaciones (4%).

1.7. Evolución

Esta malformación es en la mayoría de los casos congénita, por lo general leve al nacer, con aumento progresivo en relación con el crecimiento del niño y se hace más evidente en el periodo de la adolescencia.7,8,11]

En general, aumenta de forma progresiva con el crecimiento del niño hasta la adolescencia, siendo muy improbable su regresión espontánea.

En la mayoría de los afectados no produce alteraciones funcionales. En niños pequeños, la dinámica respiratoria puede adoptar características particulares en la inspiración o con el llanto, presentando el esternón un movimiento paradójico, hundiéndose y acompañándose de abdomen prominente. 1]

El defecto resultante es una alteración en el desarrollo de las regiones costocondrales de la pared torácica anterior que lleva a anormalidades tanto simétricas 11] como asimétricas, siendo más frecuentes las asimétricas. 6]

Se han reportado casos extremos, en los que el esternón está prácticamente en contacto con la columna. 2]

La regresión espontánea o cualquier mejoría parcial de este defecto son infrecuentes. 7,8]

Por lo general estos niños son tímidos, inhibidos y retraídos, se abstienen de participar en actividades (hábito asténico) 12], en las cuales el tórax es necesariamente expuesto, como ocurre en la natación y las actividades atléticas.8]

A medida que el niño crece, va adoptando un hábito característico: tórax

hundido, abdomen prominente, hombros redondeados, y el cuello llevado hacia delante.12]

Con el desarrollo muscular en los varones o el mamario en el caso de las niñas, la deformidad quedará disimulada. Por lo tanto, aconsejar ejercicios físicos y el control clínico periódico en estos casos mínimos 12], mencionan los autores, sin embargo, se sugiere se inicie el tratamiento de fisioterapia pulmonar, incluso en estadios leves.

Aunque, en la mayoría de los casos, el defecto es congénito y se empieza a hacer visible lentamente a lo largo del primer año de vida, hasta el 15% de los pacientes refieren la aparición del pectus con el desarrollo en la adolescencia.1]

Es importante también saber que la deformidad puede mantenerse más o menos estable durante la infancia y progresar muy rápidamente durante la adolescencia y pubertad.5,24]

La deformidad aumenta de manera progresiva en relación al crecimiento del niño y se hace más evidente en el período de la adolescencia. [20, 22,27]

El paciente tipo con PE es alto y delgado y se presenta con una postura muy característica de marcada cifosis dorsal, poca lordosis lumbar y con los hombros hacia delante.1]

1.8. Complicaciones

Usualmente, los pacientes cursan asintomáticos, pero pueden presentar alteraciones a nivel del desarrollo psicosocial e incluso trastornos depresivos por efectos cosméticos.3]

Pero si la depresión torácica es muy acentuada puede ser causa de problemas cardiorrespiratorios. En el estudio más grande de repercusión cardiovascular publicado por Malek y cols se concluyó que definitivamente hay una disminución de la función cardiovascular.5] En los casos más severos puede ocasionar una compresión de los órganos torácicos y como consecuencia producir dificultad respiratoria, infecciones respiratorias frecuentes, atelectasias, alteraciones secundarias de la columna, insuficiencia aórtica, tricuspídea, intolerancia al ejercicio y dolor torácico7,8,11], prolapso de la válvula mitral 65% 5], compresión o desplazamiento del corazón, exámenes de función pulmonar que indican enfermedad restrictiva u obstructiva, recidiva de cirugía abierta.11,12]

Las alteraciones clasificadas como severas (índice de Haller mayor de 3.2cm) se asocian con alteración en la función cardiaca, afectando la válvula mitral hasta en un 25%, produciendo prolapso o insuficiencia mitral 4,5]

Cuando se han descartado los problemas cardiorrespiratorios en el pectum excavatum, se considera como un problema estético. 1]

Se ha identificado, que desde el punto de vista estético presenta repercusión psicológica, entre ellas, baja autoestima. 1]

Con el Pectum excavatum es progresivo, se observa una disminución en la capacidad vital y ventilación voluntaria máxima, asociado a aumento en la resistencia en la vía aérea. 4]

La función respiratoria puede estar disminuida hasta un 30%, dependiendo de la severidad del defecto. 8]

Aún en pacientes con cirugía, al ser intervenciones en «pacientes sanos», las complicaciones en un tercio de ellos se han de tener en cuenta, aumenta considerablemente en una enfermedad o síndrome de base.6]

Las alteraciones funcionales en los pacientes con pectus excavatum, han sido ampliamente estudiadas. En el estudio, van a presentar una disminución de la capacidad vital y del volumen espiratorio forzado, con un patrón típico restrictivo en la espirometría. Con respecto al tratamiento, tendremos que diferenciar las medidas conservadoras y ortopédicas de las opciones quirúrgicas. Salvo en PE muy severos que sí provoquen sintomatología y alteraciones funcionales, la indicación de tratar el PE será consecuencia de la repercusión psicológica que le ocasione al paciente y se realizará, en general, cuando nos lo solicite.1]

La indentación intratorácica de esternón y costillas determina una mala movilización de los mismos durante la inspiración, con reducción de los volúmenes respiratorios y compresión del propio parénquima pulmonar. A nivel cardiaco, se produce un desplazamiento hacia la izquierda del corazón con compresión del ventrículo derecho y desplazamiento del tabique interventricular, disminuyendo la precarga y provocando un aumento de la frecuencia cardiaca y regurgitación valvular.7]

En conjunto, se produce una disminución en la capacidad de oxigenar la sangre arterial que se traduce en una intolerancia al esfuerzo, habitualmente el primer síntoma de estos pacientes. No es infrecuente el dolor torácico y no debemos desdeñar las consecuencias psicológicas que la alteración de la imagen corporal de estos chavales comporta, particularmente en el periodo adolescente.7]

Por lo tanto, no puede ser considerado como una condición benigna, ya que en el PE puede haber compresión de cavidades cardiacas cuando hay disminución considerable del espacio entre el esternón y la columna vertebral, dando como consecuencia potenciales complicaciones hemodinámicas, exagerada interdependencia ventricular derecha y efectos en el crecimiento pulmonar y en la función de la vía aérea. Los síntomas como hipotensión ortostática se relacionan con una reducción del retorno venoso en un ventrículo izquierdo comprometido, lo cual es evaluado en los cambios posturales del paciente.6]

Estudios recientes han demostrado que el PE conduce a problemas cardiacos y pulmonares, y la función del ventrículo izquierdo puede verse afectada. En sujetos con PE, el tratamiento debe ser analizado más allá de la estética, debido a que pueden cursar con afección psicológica, daño en la autoestima y tendencia al aislamiento social, lo cual hace que, en casos extremos, algunos adolescentes pueden desarrollar ideas suicidas. Dependiendo de la gravedad de la deformidad musculoesquelética, los pacientes refieren dolor paraesternal, disnea con esfuerzo y arritmias, que puede ser corregido con cirugía.6]

Si bien no todos los pacientes con PEX (Pectum Excatatum) presentan una alteración de la función pulmonar, se ha demostrado que la curva de capacidad vital forzada (CVF), volumen espiratorio forzado en el primer segundo (VEF1) y flujo espiratorio máximo entre el 25% y 75% (PEF25%-75%) se encuentra desviada hacia la izquierda con valores significativamente menores a los de la población general.9]

Estos estudios demuestran que la afectación del PEX presenta una naturaleza restrictiva, la cual, se plantea que está determinada por una reducción del espacio torácico y de la excursión torácica. Se ha demostrado que esta disfunción pulmonar existe aún en pacientes asintomáticos.10]

Este patrón restrictivo es aún más marcado en los pacientes con PEX asimétrico, en donde se ha demostrado que presentan una mayor disminución de la capacidad pulmonar total (CPT), capacidad vital (CV) y la capacidad inspiratoria (CI), respecto a los pacientes con PEX simétricos.9]

Existe evidencia que informa que los pacientes con PEX presentan también patrones respiratorios obstructivos, con VEF1/CVF < 85% y un flujo espiratorio forzado a los 25% y 75% de la CVF desproporcionalmente disminuido en relación a la CVF.10]

Así también se ha demostrado que existe un aumento del volumen residual (VR) y, por tanto, un aumento en la relación VR/CPT. Este hallazgo se repite a lo largo de múltiples estudios y se describe tanto para pacientes con PEX con patrón respiratorio restrictivo como obstructivo. Se sugiere que este aumento del VR es debido a un probable "atrapamiento aéreo" provocado no por elementos obstructivos, sino secundario a una alteración (al menos en parte) de la mecánica ventilatoria.10]

También demostraron una mayor participación de la respiración abdominal en pacientes con PEX, con una excursión umbilical del 147% en pacientes con PEX respecto a pacientes control. Se plantea que esta mayor participación abdominal de la respiración ocurre como un mecanismo compensatorio frente a la disminución de la motilidad torácica.10]

Los síntomas referidos por los pacientes son: intolerancia al ejercicio, dificultad respiratoria, dolor torácico, con o sin ejercicio, infecciones respiratorias frecuentes, trastornos cardiológicos y psicológicos.

Generalmente las complicaciones presentadas en estos pacientes son secundarias a compresión pulmonar y cardiaca, infecciones frecuentes de la vía aérea, atelectasias, prolapso de válvula mitral, alteraciones secundarias de la columna vertebral, limitación para realizar sus actividades, desplazamiento cardíaco, prolapso de la válvula mitral y otras anormalidades como insuficiencia aórtica, tricúspidea, limitación para realizar actividades físicas, entre otras, sin omitir la baja autoestima de los pacientes.

Capítulo 2. Síndrome de Down

2.1 Antecedentes

Su descripción clínica fue completada en 1866 por *John Langdon Haydon Down* y la confirmación citogenética de su base cromosómica fue realizada por *Jerome Lejeune* en 1959.2]

2.2. Concepto´

El síndrome de Down (SD) es una alteración cromosómica numérica consistente en un cromosoma 21 extra o una porción del mismo en el complemento normal de un individuo.54]

2.3. Etiología

Las personas con síndrome de Down tienen una copia extra del cromosoma 21. 53] La frecuencia aumenta con la edad materna, especialmente cuando se superan los 35 años. Este es el único factor de riesgo demostrado de tener un hijo con Síndrome de Down.50]

2.4. Epidemiología

La Organización Mundial de la Salud (OMS) estima una prevalencia mundial de 1 en cada mil recién nacidos vivos; sin embargo, estas cifras varían, lo que refleja que la prevalencia depende de variantes socioculturales, como el acceso al diagnóstico prenatal y la interrupción legal del embarazo.

En México, la Secretaría de Salud estima una prevalencia de 1 en 650 recién nacidos vivos, es la principal causa de discapacidad intelectual y la alteración genética humana más común. La incidencia de niños nacidos con síndrome de Down varía ampliamente entre las diversas naciones.4]

La prevalencia de Síndrome de Down resultó de 3.7 por cada 10,000 nacimientos para el periodo de análisis (2008-2011).51]

La prevalencia de 16.42 por cada 10,000 habitantes en México. (2014).52]

Es la causa genética más común de discapacidad intelectual en todo el mundo.51]

2.4. Diagnóstico

Se puede detectar el síndrome de Down durante el embarazo o después del nacimiento de un niño.

Hay dos tipos básicos de pruebas que ayudan a detectar el síndrome de Down durante el embarazo:

- **Las pruebas de detección prenatales** pueden mostrar si su bebé por nacer tiene una probabilidad mayor o menor de tener síndrome de Down. Si una prueba de detección muestra que su bebé podría tener síndrome de Down, necesitará otra prueba para confirmarlo

- **Las pruebas de diagnóstico prenatal** pueden diagnosticar o descartar el síndrome de Down mediante la verificación de los cromosomas en una muestra de células.53]

Criterios clínicos para el diagnóstico neonatal del SD (criterios de Hall): Reflejo de Moro ausente o parcialmente ausente; hipotonía; hipermovilidad articular; perfil plano; exceso de piel en la parte posterior del cuello; fisura palpebral oblicuas; pabellones auriculares redondos y pequeños; displasia de pelvis; hipoplasia de la falange media del quinto dedo; presencia de surco de flexión palmar (surco simeano).2]

2.5. Tratamiento

La intervención de una niña o niño con Síndrome de Down debe ser, de preferencia, en los primeros días de vida. La diferencia entre un niño atendido a temprana edad y un niño que se le apoya tardíamente, es la oportunidad de potencializar su desarrollo.51]

No existe un tratamiento único y estándar para el síndrome de Down. Los tratamientos se basan en las necesidades, fortalezas y limitaciones físicas e intelectuales de cada persona.

Los servicios tempranos en la vida se enfocan en ayudar a los niños con síndrome de Down a desarrollar todo su potencial.53]

2.6. Evolución

Las personas que tienen síndrome de Down pueden desarrollar síntomas similares a la enfermedad de Alzheimer (un tipo de demencia). Esto puede ocurrir antes de lo normal cuando están en sus 30 años. Los síntomas pueden incluir pérdida de memoria, aislamiento o agresión.53]

2.7. Complicaciones

2.7.1. Complicaciones respiratorias

Las deformidades de la caja torácica no se deben ver solo como un problema estético, sino también como un problema de supervivencia.3]

La mayoría de estos pacientes desarrollan un disturbio respiratorio progresivo de tipo restrictivo conocido como Síndrome de Insuficiencia Torácica. El Síndrome de Insuficiencia Torácica se define como la deficiencia de la caja torácica en mantener una respiración normal y sostener el crecimiento fisiológico del pulmón.3]

Los pacientes con este síndrome presentan un historial clínico y examen físico compatible con problemas respiratorios, a su vez un examen radiológico que confirmara la deformidad de la caja torácica. Adicionalmente, una tomografía computarizada expondrá un volumen pulmonar deficiente y una función pulmonar limitada. El tratamiento en estos casos consiste en restaurar la función y el volumen torácico, además, de mantener estas correcciones durante el crecimiento.3]

El Pectum excavatum es la malformación congénita de la pared torácica anterior más frecuente y se presenta entre un 90 y 92%.[1,11-18]. El resto comprende pectus carinatum, tórax hendido, síndrome de Cantrelly síndrome de Poland, entre otras [17]. La patogenia se atribuye al crecimiento anormal de los cartílagos costales [17].

Datos mencionan una incidencia desde 1 por cada 300-400 a 700 recién nacidos vivos [1,3,11] hasta 1:1000 [15] en México, se presenta en 1 de cada 1,000 nacidos vivos.[19].

Con una relación 5 a 1 en varones y se da con mayor frecuencia en la raza blanca. [1,3]. Se encuentra una incidencia familiar del 40%.1]

Esta malformación congénita, puede estar asociada a trastornos congénitos del tejido conectivo en un 30 a 40% [1,11, 14,15,21], tales como los síndromes de Marfan y de Ehlers Danlos [15], o a la Homocistinuria, también puede acompañar a los síndromes de Noonan y de Turner. [14,21], síndrome de Marfan [11], Down [1,11] y Erlen Danlos en un 6.2%. [15,22, 23] puede presentar Enfermedades respiratorias: La literatura más reciente sugiere que muchos de estos pacientes experimentan cambios perjudiciales a su fisiología cardiovascular y respiratoria durante su crecimiento lo que puede deberse a una reducción en el movimiento de la pared pectoral. Además, dependiendo de la severidad de la deformación y cuan afectadas estén las funciones cardiacas, los pacientes con pectum excavatum pueden desarrollar arritmias cardiacas, disnea, capacidad cardiopulmonar reducida y/o fatiga. También pueden presentar prolapso de la válvula mitral, insuficiencia mitral, y reducción en el llenado y vaciado del lado derecho del corazón que es causado por el efecto de compresión del esternón en ese lado. Algunos tendrán un soplo sistólico secundario a la cercanía del esternón a la arteria pulmonar. A nivel pulmonar estos pacientes también pueden presentar una disminución de su fuerza espiratoria y capacidad vital.3]

Para ofrecer una atención médica cualificada a los niños con síndrome de Down es preciso comprender la naturaleza multiorgánica de este trastorno; esta revisión ofrece una completa valoración de la atención respiratoria estos niños. El síndrome de Down afecta tanto al aparato respiratorio superior (vías altas)como inferior (vías bajas) de modos diversos. Y aunque la patología propiamente respiratoria es causa importante de su morbilidad y mortalidad, especialmente en los niños más pequeños, también las anomalías de otros sistemas y órganos pueden impactar sobre la función respiratoria.4]

Tracto inferior del aparato respiratorio

En los niños con síndrome de Down se aprecia todo un espectro de problemas respiratorios, tenga su origen primariamente en el aparato respiratorio o sea secundario a las anomalías de otros órganos y sistemas que afectan de modo adverso sobre el sistema respiratorio. Por eso es imprescindible considerar la presencia de etiologías múltiples.4]

Anomalías congénitas de las vías respiratorias

La incidencia de anomalías de las vías respiratorias en los niños con síndrome de Down es alta. Las más corrientes son la *laringomalacia* (50%) y *traqueomalacia* (33%) (16), la mayoría de las cuales (60%) se encuentran asociadas con una cardiopatía congénita. La traqueomalacia y la *broncomalacia* pueden provenir o bien de una malformación del cartílago incorporado en la pared de la vía respiratoria, o bien de una compresión externa debida a una conformación anómala del corazón o a anomalías de los grandes vasos que pueden formar anillos o ganchos.4]

La *estenosis traqueal congénita* es más frecuente en los niños con síndrome de Down. En un estudio retrospectivo de 40 casos con anillos traqueales completos se vio que siete (17,5%) se daban en niños con síndrome de Down. La forma más corriente de estenosis traqueal congénita es la forma segmentaria "cristal de reloj".4]

El *bronquio traqueal,* un bronquio en el lóbulo superior derecho que nace directamente de la tráquea en zona próxima a la carina principal, es mucho más frecuente en los niños con síndrome de Down (21% en una de las series) que en la población pediátrica general (2%), La presencia de un bronquio traqueal puede predisponer a que aparezca una neumonía recurrente del lóbulo superior derecho o a una atelectasia, a causa de una aspiración o de un pobre aclaramiento de la secreción. Puede también terminar en una atelectasia persistente del lóbulo superior derecho tras la intubación de un niño en la que el tubo endotraqueal llega más allá del orificio del bronquio traqueal.4]

Anomalías del parénquima pulmonar

Los niños con síndrome de Down están predispuestos a diversas anomalías del sistema respiratorio que los hacen más susceptibles a la infección y a la lesión. Sus pulmones tienen menos y más grandes alvéolos y conductos alveolares, siendo más pequeña la superficie alveolar, algo que se denomina "simplificación alveolar". Estos alvéolos más agrandados son más susceptibles a la tensión mecánica, lo que ya es un problema a causa de las anomalías del tejido conjuntivo, especialmente cuando se precisa aplicar la respiración mecánica. Los niños tienen disminuida la frecuencia y el movimiento del llamado batido ciliar, aun cuando su ultraestructura es normal.4]

Los quistes sub-pleurales son unas pequeñas dilataciones quísticas que se extienden sobre la superficie pleural del pulmón que comunican con los alvéolos. En 1986 se describió por primera vez la presencia de estos quistes en el síndrome de Down y son frecuentes con una prevalencia del 20-36%, y aún más si hay cardiopatía congénita. Aunque son difíciles de detectar en las habituales radiografías de tórax, se identifican fácilmente en la tomografía computerizada de tórax y microscopía directa. Su significado clínico no es claro por lo que son tratados de forma conservadora. Sin embargo, se ha sugerido que pueden estar asociados con la hipoxia y contribuir al aumento de resistencia vascular pulmonar.4]

Sibilancias recurrentes

En más de un tercio de niños con síndrome de Down se ha descrito la existencia de sibilancias recurrentes, y se les ha diagnosticado a muchos de ellos de asma con el correspondiente tratamiento, aunque con frecuencia sin eficacia. De hecho, pocos niños con síndrome de Down cumplen los criterios diagnósticos de las guías internacionales sobre el asma. En un estudio de casos-control en el que se utilizó el cuestionario propio de un estudio internacional sobre asma y alergia en la niñez (ISAAC) sobre síntomas respiratorios, se comparó las respuestas de los padres de 130 niños con síndrome de Down, 167 hermanos, y 119 controles emparejados por sexo. Las sibilancias fueron descritas más frecuentemente en los niños con síndrome de Down (18,5%) que en sus hermanos (6,6%) o sus controles (6,7%), con un riesgo relativo de sibilancias recurrentes en el síndrome de Down de 2,8 (95%) en relación con sus hermanos, y de 2,75 (95%) en relación con los controles. Sin embargo, el diagnóstico de asma hecho por un médico en los niños con síndrome de Down fue solamente en el 3,1%, frente al 4,2% de los hermanos y el 6,7% de los controles. En consecuencia, es importante tener en cuenta que las sibilancias recurrentes en los niños con síndrome de Down pueden deberse a *otros problemas que no sean asma*, como veremos más adelante.4]

Los niños con síndrome de Down tienden a sufrir enfermedades pulmonares más serias que los demás niños.

Muchos niños con síndrome de Down tienen frecuentes infecciones del tracto respiratorio superior en sus primeros años, y a menudo son más graves y prolongadas que infecciones similares en los demás niños. Igualmente tienen una mayor incidencia de hospitalizaciones a causa del virus respiratorio sincitial en el tracto respiratorio inferior, con frecuencia asociadas con estancias más prolongadas y complicadas y una mayor incidencia de lesión aguda pulmonar (LAP) y síndrome de distrés respiratorio agudo (SDRA).4]

En una revisión retrospectiva de 232 admisiones para hospitalización de niños con síndrome de Down a lo largo de 6,5 años, se comprobó que la causa más frecuente fue una enfermedad del tracto respiratorio inferior. La media de duración de la estancia y del coste para los niños con síndrome de Down y problemas respiratorios fue dos a tres veces mayor que para los demás niños. Tienden a tener una mayor incidencia de enfermedad pulmonar aguda (EPA) por neumonía que el resto de los niños. En un estudio retrospectivo se compararon 24 niños con síndrome de Down que fueron admitidos a la Unidad de Cuidados Intensivos por necesitar respiración mecánica con 317 niños controles admitidos en esa unidad para un tratamiento semejante. El 58% de los niños con síndrome de Down (14/24) cumplían los criterios de LAP, frente al 13% (41/317) de los otros niños. De la misma manera, el 46% (11/24) de los niños con síndrome de Down fueron diagnosticados de SDRA frente al 7% (21/317) de los otros niños. Pese a esta mayor incidencia de LAP y de SDRA en los niños con síndrome de Down, ninguno murió en este estudio, si bien otros estudios han descrito una tasa de mortalidad de casi el 5% en los niños que desarrollaron SDRA.4]

Anomalías en las vías respiratorias superiores

Es frecuente la obstrucción de las vías respiratorias superiores (OVRS) en los niños con síndrome de Down, de naturaleza frecuentemente multifactorial. En una revisión retrospectiva, 71 (14%) de 514 niños con síndrome de Down seguidos a lo largo de un periodo de 5 años tuvieron OVRS importante. El 42% (30/71) mostraron hipertrofia adenoamigdalar, y a más de la mitad de los 71 (39/71) se les practicó faringolaringoscopia y broncoscopia, merced a las cuales se apreció en el 38% (15/71) la existencia de múltiples puntos de obstrucción. También se apreció laringomalacia en el 28%, macroglosia en el 26%, estenosis subglótica en el 23%, y estenosis traqueal congénita en el 5%. Cinco pacientes requirieron traqueostomía debido a una OVRS persistente. La mayoría de los pacientes (76%) intervenidos quirúrgicamente mostraron una reducción importante o completa de los síntomas obstructivos, pero el 24% aún tenían síntomas residuales moderados o serios tras la operación. Los niños más pequeños solían tener una sintomatología más grave y era menos probable que se recuperaran completamente de la obstrucción tras la cirugía de las vías respiratorias. Es importante tener en cuenta que aproximadamente el 50% de los que tienen OVRS mostraban datos de hipertensión arterial pulmonar confirmada por cateterismo o ecocardiograma; la hipertensión mejoró en el 91% de los pacientes tras la cirugía. Este hallazgo pone de manifiesto que la OVRS es un factor importante en la hipertensión pulmonar de estos niños.4]

Las causas de la obstrucción de vías superiores en el síndrome de Down guardan relación con la edad. La laringomalacia es la causa más corriente en los niños por debajo de los 2 años, y conforme la edad avanza es más frecuente la hipertrofia adenoamigdalar.4]

Las vías respiratorias de los niños con síndrome de Down tienen un tamaño inferior al de las de los demás niños y por eso, en caso de necesitar intubación, necesitarán un tubo endotraqueal de menor tamaño, para evitar posibles lesiones de las vías. Se cree que la prevalencia de estenosis subglótica es mayor en ellos también, pero no está claro si se trata de una alteración congénita o adquirida.4]

La OVRS en los niños con síndrome de Down rara vez aparece como un problema aislado, y en muchos casos puede ir asociada a un trastorno importante del reflujo esofágico, el cual puede provocar inflamación de la vía respiratoria superior y malacia con posterior estrechamiento de su calibre.4]

Apnea obstructiva del sueño

Los niños con síndrome de Down son más propensos a tener irregularidades respiratorias durante el sueño. Entre el 50 y el 97% muestran apnea obstructiva del sueño (AOS), frente al 1-2% de la población general. Muchas de las anomalías anatómicas que les caracterizan les hacen más susceptibles: la hipoplasia de la parte central de la cara y de la mandíbula; la macroglosia relativa, la estrechez de la nasofaringe; el paladar en bóveda y estrecho. La hipotonía generalizada puede contribuir también a que se favorezca un colapso de las vías respiratorias superiores durante el sueño.4]

Aproximadamente el 30-50% de las personas con síndrome de Down tratadas con adenoamigdalectomía siguen teniendo AOS persistente o recurrente. En un estudio sobre 27 personas con síndrome de Down (entre 4 y 19 años, media 9,9 años) para evaluar la causa de AOS persistente a pesar de habérseles practicado la adenoamigdalectomía, utilizando exploraciones con cine-MRI estático y dinámico de las vías respiratorias superiores, se identificaron: macroglosia relativa en 20 personas (74%), glosoptosis en 17 (63%), nuevo crecimiento de tejido adenoide y amigdalar en 17 (63%); amígdalas linguales en 8 (30%); y colapso hipofaríngeo en 6 (22%).4]

Es muy útil disponer de una historia sobre el sueño para identificar la AOS en los niños con síndrome de Down. Se pueden identificar: ronquido, suspiros, sofocación durante el sueño; respirar por la boca; dormir en posición sentada o con el cuello en hiperextensión; sudoración nocturna; sueño intranquilo, apnea que haya sido verificada; y enuresis nocturna secundaria. También pueden mostrar síntomas durante el día: hiperactividad, dificultades emocionales, menor rendimiento escolar, déficit de atención. También puede haber otras complicaciones si la AOS se prolonga mucho tiempo sin tratamiento: hipertensión pulmonar, insuficiencia cardíaca derecha y cor pulmonale.4]

En una exploración general de niños con síndrome de Down en los que se sospeche AOS puede comprobarse un fallo en su crecimiento, o bien obesidad. Es preciso evaluar bien las estructuras craneofaciales para detectar posibles anomalías como la hipoplasia de la parte media de la cara, el micrognatismo o el retrognatismo. Se debe explorar igualmente la cavidad oral: lengua, tamaño de las amígdalas, forma y posición de los dientes, paladar, úvula. Puede quizá haber datos sobre la obstrucción antigua de las vías respiratorias: surcos de Harrison, *pectus excavatum*.

Aunque la historia y la exploración física completas son buenos instrumentos de indicio, no hay que esperar mucho para recurrir a la polisomnografía, ya que puede haber una AOS importante a pesar de que la historia y la exploración física sean poco expresivas. Si bien el ronquido es el síntoma más frecuente y se ha demostrado que es predictivo de AOS (44,58), es importante insistir que la ausencia de ronquido no descarta la presencia de AOS (59). La Academia Americana de Pediatría recomienda actualmente que todo niño con **síndrome de Down sea examinado por polisomnografía** antes de los 4 años.4]

Polisomnograma que muestra una parada respiratoria (línea plana roja en "chest") seguida de descenso en la línea roja de la tensión de oxígeno.4]

La adenoamigdalectomía suele ser la primera forma de tratamiento en la AOS pediátrica. Tanto la Academia Americana de Pediatría como la Academia Americana de Cirugía Otorrinolaringología-Cabeza y Cuello recomiendan un estrecho seguimiento postoperatorio, incluida la oximetría nocturna, en aquellos que tengan un mayor riesgo de complicaciones postoperatorias. Se incluyen en este grupo los niños con anomalías craneofaciales, presentes en la mayoría de los niños con síndrome de Down.4]

Pero ya que, las obstrucciones de las vías respiratorias superiores en estos niños son multifactoriales, es corriente que persista en ellas una obstrucción parcial después de la adenoamigdalectomía. Si persiste, la terapéutica con presión positiva sobre las vías (PAP) es por lo general la segunda opción de tratamiento, tengan los niños o no síndrome de Down.

Además, la retrognatia mandibular de cierta intensidad puede provocar obstrucción de las vías respiratorias superiores y AOS. De hecho, en un estudio retrospectivo de 35 pacientes con retrognatia y síndrome de Down, la tracción mandibular tuvo éxito en todos en los que fue practicada. Igualmente, en quienes tenían un paladar estrecho y abovedado, su rápido ensanchamiento o expansión del maxilar resultó eficaz. Un estudio de 24 niños con síndrome de Down a los que se practicó la expansión maxilar mostró que los niños mejoraron la audición, la tasa de infección otorrinolaringológica y los síntomas de obstrucción respiratoria superior. En una revisión sistemática y meta-análisis sobre resultados en el sueño en niños no-sindrómicos a los que se practicó la expansión maxilar como tratamiento para su AOS se comprobó una mejoría en el índice de apneas-hipopneas y en la desaturación de oxígeno, especialmente a corto plazo (< 3 años de seguimiento).4]

Los niños con síndrome de Down son más propensos a tener reflujo gastroesofágico a causa de su menor tono muscular, específicamente en el esfínter esofágico inferior, y quizá por causa de alteraciones en su sistema nervioso entérico. Los pacientes con este reflujo muestran mayor probabilidad de ser hospitalizados por problemas respiratorios. La neumonía por aspiración puede ser la que descubra el diagnóstico de reflujo, el cual debe ser tenido en cuenta en los niños que presentan tos, sibilancias o neumonías recurrentes. El reflujo puede ser confundido fácilmente con el asma y permanecer sin tratamiento.4]

La disfagia es frecuente en los niños con síndrome de Down y puede ser causa de una aspiración silente, especialmente con los líquidos. También es mayor la incidencia de acalasia, que también puede ser causa de reflujo y aspiración.4]

Diferencias del sistema autónomo que inducen a alterar el control de la respiración.

Muchos niños con síndrome de Down muestran diferencias en la actividad del sistema nervioso simpático y parasimpático. Esto se puede manifestar en la variabilidad del ritmo cardíaco, y en la inestabilidad respiratoria al aparecer frecuente respiración periódica y apnea central del sueño. También se ha apreciado un nivel más elevado de dióxido de carbono en el volumen corriente durante el sueño.4]

Los niños con síndrome de Down son más propensos a tener un extenso abanico de problemas respiratorios en cualquier nivel del aparato respiratorio, así como en otros sistemas y órganos. Es necesario realizarles una completa evaluación para identificar las causas subyacentes, para prevenir su morbilidad y mortalidad a corto plazo, y su morbilidad a largo plazo.4]

Se necesitan más estudios para definir el mejor modo de reducir y tratar las complicaciones respiratorias tras la cirugía cardíaca. Igualmente, para definir mejor los factores de riesgo, resultados y tratamientos en los niños que tengan apneas obstructivas del sueño.4]

Capítulo 3. Fisioterapia Pulmonar

3.1. Antecedentes

3.1.1. Rehabilitación respiratoria en Europa

La primera técnica de rehabilitación respiratoria publicada para la atención del paciente con alteraciones pulmonares fue la técnica de "labios fruncidos" en 1910 por Saenger, anteriormente había sido descrita por Laennec a finales del siglo XIX. Esta técnica de rehabilitación pulmonar se utiliza actualmente en pacientes con enfermedades Pulmonares obstructivas.

En 1915, McMahon propone ejercicios ventilatorios con ventilaciones profundas para evitar o resolver los problemas postoperatorios de disnea o colapso pulmonar, estas técnicas han sido estudiadas y aplicadas hasta nuestros días observando beneficios en pacientes con enfermedades pulmonares.

Fue Rosenthal, en Francia, quien a comienzos del siglo XX introdujo la expresión Kinesiterapia respiratoria, describió el síndrome de insuficiencia diafragmática e insistió sobre los beneficios de la ventilación nasal.

3.1.2. Antecedentes de Fisioterapia Respiratoria

Barach, inició la aplicación de los principios de la rehabilitación respiratoria en América del Norte en 1938 empezó a utilizar, en insuficientes respiratorios, la movilización del diafragma.

En 1997 tiene lugar el primer coloquio internacional de fisioterapia y reeducación del insuficiente respiratorio, en Cambo les Bains (Francia), en él se trató a cerca de técnicas de rehabilitación respiratoria, incluido el entrenamiento físico (marcha, escaleras, cicloergómetro o piscina), fisioterapia en la insuficiencia respiratoria crónica.

La capacitación de rehabilitación respiratoria se ha proporcionado al personal para-médico, la insuficiencia de la capacitación de fisioterapeutas, de asistentes sociales y educadores era importante.

Entre las técnicas utilizadas en los programas de rehabilitación predominan las de orientación mecánica, así como los métodos de orden social y psicológico.

La fisioterapia manual hace uso de las técnicas de desobstrucción, que anteriormente se utilizaban como la técnica de percusión que tiene más de 100 años de antigüedad y hasta la fecha, se han realizado numerosos estudios para validar su eficacia en los cuales se ha determinado que solo tiene eficacia hasta la quinta generación bronquial.

Se realizó una investigación Respecto a la formación de los profesionales respiratorios, la mayoría de los Centros consultados estaban de acuerdo en juzgar era insuficiente y que la carencia principal se acusaba sobre todo en los fisioterapeutas cualificados en reeducación respiratoria (89%). En los países occidentales, Francia fue la que más lamentaba el modo de enseñanza (68%).

La enseñanza de la fisioterapia respiratoria era muy precaria, como lo atestiguan los resúmenes expuestos por los representantes de cada país.

A veces ni siquiera se enseñaban las generalidades de fisioterapia respiratoria: tres horas de enseñanza para todos los estudios de la especialidad respiratoria era algo habitual, siendo que una parte importante de la formación del fisioterapeuta respiratorio es la fisiología.

Viendo la situación en otros países como, por ejemplo: en Bélgica, la legislación no prevé cuánto tiempo se debe dedicar a la patología respiratoria. Los recursos se impartirán por los doctores en medicina, internistas o neumólogos.

En general en Europa, la enseñanza de la rehabilitación respiratoria era de cuatro horas de teoría y diez horas de trabajos prácticos (que representaban el 0.4% de la totalidad de la enseñanza).

Se observaron las siguientes necesidades en la Educación Europea:

1. Los profesores de rehabilitación respiratoria era muy escasos tanto en rehabilitación como en fisioterapia, y se debía estimular su formación.

2. se precisaba un aumento en número, formación y competencia de un personal especializado en el campo de la rehabilitación de los enfermos pulmonares crónicos.

3. Se precisaba un aumento en el número de Centros Especializados que deberían tener una doble vocación: de tratamiento de los pacientes y formación práctica de los profesionales.

3.1.3. Fisioterapia Respiratoria en América

El primer país pionero en la formación de fisioterapéuticas pulmonares fue Canadá, donde La asociación canadiense de Fisioterapeutas, de carácter voluntario, se creó en 1920 y tiene actualmente más de 7300 miembros. En canadá existen 13 universidades, que además de ofertar el grado "Bachelor" de fisiotreapia, ofertan cursos de postgrado específicos. También existen estudios paramédicos que dan el título de "Inhalotherapeutes" equivalente del Respiratory Technician en los Estados Unidos, cuya misión es ocuparse de aerosoles y ventilación no invasiva."

3.1.4. Fisioterapia Respiratoria En América Latina

La historia de la formación del Fisioterapeuta pulmonar es nueva, los primeros en enseñar y aplicar fisioterapia respiratoria tuvieron lugar en El centro

Latinoamericano de desarrollo de Fisioterapia y Kinesiología es una organización profesional, que promueve el desarrollo de la Kinesiología y Fisioterapia en América Latina. Relaciona y planifica su trabajo anual con los organismos representativos de cada país. Está desarrollando un proceso de acreditación de docentes cualificados para realizar este trabajo en ciencias básicas y técnicas específicas, que den solución a problemas de salud, entre otras especialidades, en patología respiratoria.

En países sede es Chile, con dos países garantes: Argentina y Uruguay; los países miembroS son: Argentina, Bolivia, Brasil, Colombia, chile, Perú, Uruguay y Venezuela.

Un total de 1162 profesionales de la rehabilitación (especialistas y residentes en medicina de rehabilitación, fisioterapeutas, terapeutas ocupacionales y logopedas) de 20 países de LA (Latinoamérica) respondieron una encuesta en línea de 34 preguntas relacionada con el estado actual de la rehabilitación pulmonar en LA durante la Pandemia de COVID-19. Resultados: Más de la mitad de los profesionales refirieron ausencia de servicios de rehabilitación pulmonar en sus centros de trabajo, escaso o nulo material o equipamiento de rehabilitación pulmonar y escasa o nula formación por parte de su equipo multidisciplinario y ellos mismos.

La mayoría de los profesionales no habían realizado un posgrado en rehabilitación pulmonar (93.8%) y no se consideraban capacitados para realizar rehabilitación pulmonar (74.1%). Además, más de la mitad considera no contar con un equipo interdisciplinario capaz de brindar rehabilitación pulmonar (55.7%).

Fisioterapia en Estados Unidos

En Estados Unidos, es una de las profesiones de más rápido crecimiento, dada la magnitud de dicho mercado y dependiendo de la institución y el estado, puede abarcar en la práctica procedimientos muy diversos, por mencionar sólo algunos: desde el retiro de la ventilación mecánica siguiendo protocolos preestablecidos, hasta la colocación y cuidados de una línea arterial con todo y su transductor de presión, interpretación de los ondas de presión y toma de gases arteriales, desde luego bajo las órdenes y supervisión de un médico que enfoca su atención a otros aspectos de importancia en el cuidado del paciente.19]

Están organizados a través de una sólida asociación profesional, la *American Association of Respiratory Care* (AARC) de importante influencia en la toma de decisiones del sistema de salud norteamericano y su revista oficial *Respiratory Care* (cuidados respiratorios).19]

3.1.5. Fisioterapia Respiratoria en México

Historia del Instituto Nacional de Enfermedades Respiratorias

El Instituto Nacional de Enfermedades Respiratorias Ismael Cosío Villegas, es un organismo descentralizado de la Administración Pública Federal, con personalidad jurídica y patrimonio propios, agrupado en el Sector Salud, que tiene por objeto principal en el campo de padecimientos del aparato respiratorio, la investigación científica, la formación y capacitación de recursos humanos calificados y la prestación de servicios de atención médica de alta especialidad, cuyo ámbito de competencia es todo el territorio nacional.

En 1936, durante la presidencia del General Lázaro Cárdenas, fue fundado con el nombre de Sanatorio para Enfermos Tuberculosos de Huipulco. Aquí se formaron las primeras generaciones de Tisiólogos del país, con la enseñanza de destacados maestros que, desde el punto de vista humanitario, concebían a la medicina estrechamente vinculada con la Sociedad y la Cultura.

En el año de 1969 cambia su nombre a Hospital para Enfermedades Pulmonares de Huipulco, ampliando su cobertura a pacientes con otras enfermedades pulmonares, formándose las primeras generaciones de Especialistas en Neumología. En 1975, se convierte en Instituto Nacional de Enfermedades Pulmonares, con las tareas de asistencia médica y enseñanza, así como de investigación científica y técnica en la especialidad de neumología.

Hasta 1982, funcionó como Unidad desconcentrada de la Secretaría de Salubridad y Asistencia y, conforme al decreto Presidencial publicado el

14 de Enero de ese año, se crea el Instituto Nacional de Enfermedades Respiratorias, como organismo descentralizado del Gobierno Federal, con personalidad jurídica y patrimonio propio.

El INER se ha distinguido no solo por su calidad y calidez en la atención médica, sino también por su vocación educativa. Es por ello que las aulas del INER han sido un espacio del talento extraordinario de profesores, así como uno de los puntos de partida de distinguidos profesionistas que ahora son pilares de la Medicina Mexicana.

El compromiso con la formación de recursos humanos en salud y la educación médica continua han ido desarrollándose y poniéndose a la vanguardia, y como Instituto Nacional de Salud se privilegia esta actividad, a través de un Programa Académico dirigido a los profesionales y estudiantes de la salud respiratoria en sus diferentes áreas de atención y niveles educativos, sin dejar a un lado el desarrollo personal y humano de todos los trabajadores que integran el Instituto.

3.1.6. Fisioterapia Respiratoria en Centros Rehabilitación Infantil Teletón México

Teletón es un proyecto de unidad nacional, el cual a través de los valores como amor, generosidad y solidaridad ha logrado convocar a todo México con el firme propósito de fomentar una mejor calidad de vida para los niños y jóvenes con discapacidad.

Teletón representa la oportunidad de renovar la confianza en las personas y en las instituciones, simboliza la unión y el compromiso de diferentes sectores de la sociedad en torno a esta causa social.

En diciembre de 1978, en Chile, el conductor de televisión Mario Kreutzberger, "Don Francisco" hizo público el compromiso de apoyar a las personas con discapacidad; proyecto que hoy en día, en muchos países de América Latina, se conoce como Teletón.

Los medios de comunicación se unieron en ese país para participar en un evento de recaudación que rebasó las fronteras del mundo durante 27 horas, en una emisión continua con un solo fin: brindar ayuda a los niños con discapacidad.

El 12 de diciembre de 1997, en México, Fernando Landeros, hoy Presidente de Fundación Teletón, tomó la iniciativa de "Don Francisco" y convocó por primera vez a 70 medios de comunicación, personalidades del espectáculo, diversas empresas y a toda la nación para realizar el primer Evento Teletón.

Desde entonces, cada año se organiza un maratón televisivo para recaudar los medios que nos permiten cumplir nuestro fin último: trabajar arduamente por la rehabilitación y tratamiento de los niños y jóvenes con discapacidad, cáncer y autismo.

La Fundación Teletón México tiene el sistema de rehabilitación pediátrico más grande del mundo, estrategias para formar a los mejores especialistas en fisioterapia respiratoria.

3.1.7. Actualidad en Fisioterapia Respiratoria

Las Escuelas universitarias de Fisioterapia y la Asociación española de

Fisioterapeutas están trabajando para conseguir que los fisioterapeutas

puedan acceder a un segundo ciclo por el cual se consiga una licenciatura en fisioterapia que permita a los profesionales, que aplican las técnicas, poseer un grado especializado en las distintas ramas como Fisioterapia respiratoria, deportiva, geriátrica, pediátrica, cirugía cardiovascular, etc., con lo cual se mejoraría la calidad y se obtendrían unos resultados satisfactorios en los diferentes campos de la Fisioterapia.

En América "...menos del 3% de los especialistas en rehabilitación de los Estados Unidos se dedican al aparato respiratorio."

En México en el instituto nacional de Enfermedades respiratorias y el Sistema de Centros de Rehabilitación Infantil Teletón, viendo la necesidad de capacitación a fisioterapeutas en atención a padecimientos pulmonares en pacientes pediátricos con alteraciones neuromusculares realizan un convenio de colaboración en educación, donde el fin es capacitar a médicos en rehabilitación, neumólogos y terapeutas para la atención de pacientes pediátricos con padecimientos pulmonares, esto da lugar a partir del 2006.

Actualmente, son alrededor de 12 especialistas y 26 fisioterapeutas en el país quienes poseen conocimiento vasto en técnicas actuales de fisioterapia pulmonar en México.

No existe actualmente ningún programa educativo de la licenciatura en terapia física que haya incluido la formación en valores e implementación de las tecnologías de la información.

"...lo que hace falta son verdaderas vocaciones de médicos y fisioterapeutas de rehabilitación buenos y motivados."

Es imperioso realizar cambios profundos en el proceso formativo de estos profesionales de la salud en México, no deben desaparecer los cursos a nivel técnico en terapia respiratoria, ya que cubren una necesidad existente en una gran cantidad de instituciones de salud que, por sus características, cubren bien su operación con dichos elementos, siendo la educación técnica valiosa en toda sociedad moderna; sin embargo, hay que revisar sus contenidos y procesos para elevar su nivel, que dista de ser idóneo en la actualidad, homogeneizar su calidad y sus programas que son heterogéneos a nivel nacional, creando mecanismos de acreditación institucional periódica y certificación de competencias profesionales. 19]

3.2. Rehabilitación

"La Rehabilitación ha sido definida por la OMS como el conjunto coordinado de medidas médicas, sociales, educativas y profesionales destinadas a restituir al paciente minusválido la mayor capacidad e independencia posibles. Este concepto define un programa orientado hacia una reeducación del potencial máximo de cada paciente. Según el ministerio de Sanidad español, el ámbito de actuación de esta especialidad médica, abarca la asistencia integral de los pacientes que sufren enfermedades invalidantes, o potencialmente invalidantes, de los sistemas y aparatos locomotor, nervioso, cardivascular, respiratorio y sensorial, así como sus repercusiones psicológicas, laborales y sociales."1

3.3. Rehabilitación Pulmonar

En 1974, la Rehabilitación Pulmonar se definió como: "El arte de la práctica médica, diseñada individualmente con programas multidisciplinarios para brindar terapias, apoyo emocional y educación para estabilizar y/o revertir la fisio y la psicopatología de las enfermedades pulmonares y, que intenta regresar al paciente a su más alta capacidad funcional posible permitida por su discapacidad y condición de vida".

"...la definición de rehabilitación pulmonar ha sido redefinida a partir de su versión original (Hodkin y cols.) como un proceso multidimensional contínuo de servicios dirigido a las personas con enfermedad pulmonar y a sus familiares, generalmente mediante un equipo interdisciplinario de especialistas, con la finalidad de conseguir y mantener el máximo nivel de independencia para el individuo y su función en la comunidad"(Fishman)".

"...comprende tanto a los pacientes con patología pulmonar primaria como a aquellos otros con disfunción primaria respiratoria muscular. En ambos casos los fines de la rehabilitación pulmonar incluyen: mejorar la función cardiopulmonar, prevenir o tratar las complicaciones sin utilizar medios invasivos, preparar al paciente para que adquiera la responsabilidad de su rehabilitación, adoptar las medidas para una atención médica óptima, reducir el número de recaídas, ingresos de urgencias y hospitalizaciones, educar al enfermo para que se enfrente de manera realista con su enfermedad y devolverle a una vida más activa, productiva y emocionalmente satisfactoria."

"La rehabilitación pulmonar es la entrega contínua de servicios multdimensionales a personas con enfermedad pulmonar, y sus familias, brindada por un equipo interdisciplinario de especialistas cuyo objetivo es alcanzar y mantener el nivel máximo individual de independencia funciona en la comunidad " (Frishman, 1995).

3.4. Dimensiones y niveles de atención

En una primera instancia se identificaron tres importantes dimensiones para lograr una rehabilitación exitosa como el aspecto individual, el tratamiento multidisciplinario y la atención de la fisiopatología y psicopatología, no fue sino hasta principios de los noventa cuando se implementó plenamente el servicio continuo multidimensional, que involucra tanto a los pacientes y familiares como a los equipos multidisciplinarios, con el novedoso objetivo de llevar al individuo a su máximo nivel de independencia y funcionalidad en la comunidad.

En el ámbito de la función respiratoria, la prevención primaria aborda principalmente la promoción de la salud y el cambio de los estilos de vida no saludables, condiciones usualmente dirigidas al individuo sano.

La prevención secundaria se realiza en presencia de la enfermedad y su orientación principal es la exploración de sujetos con alto riesgo de desarrollar enfermedad crónica. La prevención terciaria se orienta hacia el individuo con enfermedad pulmonar crónica y su objetivo principal es retardar o detener la progresión de la enfermedad y las consecuencias discapacitantes derivadas de sus complicaciones. Tabla 1.

Nivel de prevención	Estadío de la enfermedad	Objetivos
Primaria	Ausente	*Promoción y conservación de la salud *Cambiar estilos de vida no saludables
Secundaria	Presente	*Identificar individuos con riesgo de progresar a la cronicidad
Terciaria	Crónica	*Retardar o detener la progresión de la enfermedad *Prevenir complicaciones discapacitantes.

Tabla 1. Niveles de atención en Rehabilitación pulmonar.

Actualmente, las recomendaciones se basaban en el hallazgo de tres evidencias que demostraban la mejoría de los pacientes gracias a los programas de entrenamiento:

La evidencia "A", se refiere al ejercicio de miembros inferiores; la evidencia "B", a los miembros superiores y músculos respiratorios, y la evidencia "C", al apoyo educacional y psicosocial.

Por lo que se refiere al beneficio de estos programas de rehabilitación en el paciente neumópata, la evidencia "A" demuestra una mejoría en el síntoma de disnea; la "B", el incremento de la calidad de vida y la utilización de los recursos en salud, y la "C", un importante impacto en la sobrevida. No obstante, algunos grupos de tratamiento incluyen actualmente la fisioterapia pulmonar dentro de las evidencias "B" y "C".

3.5. Fisioterapia pulmonar pediátrica

La utilización de técnicas principales y técnicas conadyuvantes fisioterapéuticas para la atención del paciente neumópata, tomando en cuenta las consideraciones fisiológicas propias del crecimiento.

3.6. Objetivos de la fisioterapia respiratoria en pediatría

La fisioterapia respiratoria en pediatría se fundamenta en tres objetivos:

El objetivo principal consiste en evacuar o reducir la obstrucción bronquial.

Como objetivo secundario a corto y mediano plazo es la prevención o el tratamiento de la atelectasia y la hiperinsuflación pulmonar.

Como tercer objetivo la prevención de daños estructurales, evitando cicatrices, lesiones y pérdida de elasticidad.

3.7. Características del equipo de rehabilitación pulmonar

1.-Debe ser multidisciplinario

2.-El trabajo debe de ser interdisciplinario

3.-Aunque los objetivos específicos de cada miembro del equipo sean

diferentes, todos deben compartir el objetivo general del programa.

4.-Debe existir un excelente sistema de comunicación entre todos los miembros y entre éstos y el paciente.

5.-TODOS DEBEN DE ESTAR ALTAMENTE CAPACITADOS EN

REHABILITACIÓN PULMONAR. Diagrama 1.

La conformación multidisciplinaria, exige la presencia de profesionales de diferentes áreas de la salud.

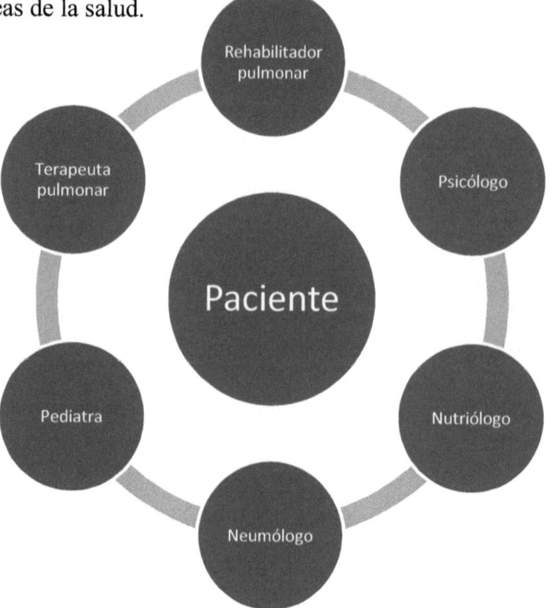

Diagrama 1. Conformación multidisciplinaria de atención a Rehabilitación Pulmonar en pediatría. Autoría propia.

3.7.1. Médico Rehabilitador

El médico en rehabilitación pulmonar realizará la evaluación médica especializada en relación a la función pulmonar con el enfoque

rehabilitatorio, determinar o complementar su repercusión biopsicosocial, estudios de laboratorio y gabinete en caso necesario que permitan establecer criterios claros e integrales para el programa rehabilitatorio, impacto de discapacidad, pronóstico, objetivos del tratamiento, evaluación y seguimiento del mismo. Así como la coordinación del equipo multi-interdisciplinario.

3.7.2. Fisioterapeuta pulmonar

El terapeuta pulmonar se responsabilizará por la terapia física de acondicionamiento integral, la cual, incluye las extremidades superiores e inferiores, el entrenamiento de los músculos respiratorios y la reeducación respiratoria, la fisioterapia del tórax y las técnicas de relajación. Además, debe responsabilizarse del conjunto de ayudas instrumentales útiles en el desarrollo de un programa (aerosoles terapéuticos, oxigenoterapia y demás ayudas mecánicas).

3.7.3. Terapeuta Ocupacional

El terapeuta ocupacional se responsabilizará del aprendizaje de las técnicas de conservación de energía y del perfeccionamiento de tareas específicas de utilidad en las actividades de la vida diaria, puesto que el neumópata posee profundas alteraciones en el consumo de oxígeno que interfieren en acciones que pueden parecer extremadamente sencillas para el sujeto normal (comer, bañarse, vestirse, etcétera).

3.7.4. Familia

La familia del paciente en el equipo de rehabilitación pulmonar, puesto que ella está en contacto permanentemente con el enfermo, a diferencia de los otros miembros quienes por lo general lo hacen en sesiones de tratamiento. La familia debe conocer los objetivos del programa referido a la intervención de cada profesional, debe brindar apoyo al mantenimiento de las estrategias domiciliarias propuestas por el equipo, debe confrontar al paciente de manera respetuosa, amigable y convincente en caso de que éste reincida en hábitos inadecuados y debe mantener una comunicación permanente sino con todos, por lo menos con la cabeza del equipo.

3.8. Causas del Fracaso del programa de Rehabilitación Pulmonar

Relacionadas con	Causas frecuentes del fracaso
Equipo especializado	Desconocimiento de la fisiopatología de la enfermedad Pérdida de orientación interdisciplinaria Falta de destreza en el desarrollo de las técnicas Desviación de los objetivos
Familia	Pobre colaboración Abandono de las recomendaciones del equipo Factores económicos
Sistema de Salud	Carencia de tiempos y espacios destinados a la Rehabilitación Pulmonar Sistemas de información inadecuados o inconsistentes

	Pobre o nula disponibilidad presupuestal
	Presencia de sistemas que privilegian la
	curación sobre la prevención y la rehabilitación
Paciente	Rechazo del programa
	Falta de actitud positiva o motivación
	Limitaciones

Tabla 2. Causas del Fracaso del Programa de Rehabilitación Pulmonar.

3.9. Implementación del programa educativo en Rehabilitación pulmonar

Este debe de ser elaborado por todos los participantes y debe orientarse en tres sentidos: desde el equipo especializado hacia la familia para que ésta conozca las metas propuestas por cada disciplina y la manera como la familia debe colaborar en su desarrollo; desde el equipo hacia el paciente para que éste conozca la naturaleza de su enfermedad y los beneficios potenciales que se derivarán del desarrollo del programa, y desde la familia hacia el paciente para mantener y reforzar la motivación mediante la educación permanente.

3.10. Principios y Valores Éticos en la Fisioterapia Respiratoria

3.10.1. Los principios y valores éticos en la Fisioterapia Respiratoria en Europa

Del reglamento Nacional de la Asociación Española de Fisioterapeutas, quien enuncia: (Anexo 1)

Responsabilidad del Profesional de Terapia Respiratoria en la práctica

Clínica

El profesional de Terapia Respiratoria dentro de la práctica del cuidado

debe procurar el respeto de los derechos de los seres humanos, especialmente

de grupos vulnerables o que estén limitados en el ejercicio de su autonomía.

El profesional de Terapia Respiratoria debe garantizar cuidados de calidad a

quien realice sus servicios con la Terapia Respiratoria

El profesional de Terapia Respiratoria no debe participar en trato cruel

o inhumano. Respetará el principio de la dignidad humana, y el derecho

a la integridad espiritual, física y síquica. En lo relacionado con los

medicamentos de Terapia Respiratoria, el profesional los administrará mediante

protocolos establecidos y previa fórmula médica correcta, legible y actualizada.

La actitud del profesional de Terapia Respiratoria estará sujeta al cuidado y será

de apoyo teniendo prudencia y adecuada comunicación en su formación.

El profesional de Terapia Respiratoria no hará a los usuarios o familiares

pronósticos de las intervenciones y tratamientos prescritos por otros

profesionales.

**Responsabilidad del Profesional en Terapia Respiratoria con las
instituciones y la sociedad.**

Es deber del profesional de Terapia Respiratoria conocer la entidad en donde

preste sus servicios e informarse de sus derechos y deberes para trabajar con lealtad y contribuir al fortalecimiento de la calidad del terapeuta respiratorio, de la imagen profesional y de la institución.

El profesional de Terapia Respiratoria en desarrollo de la actividad académica contribuirá a la formación integral del estudiante como persona, como ciudadano responsable y como futuro profesional idóneo, estimulando el pensamiento crítico, la creatividad, el interés por la investigación científica y la educación permanente para fundamentar la toma de decisiones a la luz de la ciencia, de la ética y de la ley en todas las actividades responsables y profesionales.

El profesional de Terapia Respiratoria deberá respetar la dignidad del estudiante y sus derechos a recibir la enseñanza acorde con las premisas del proceso educativo en el nivel académico correspondiente,

basadas en estudios de investigación relacionados con el avance científico y tecnológico.

El profesional de terapia respetará la propiedad intelectual de los estudiantes, colegas y demás profesionales que compartan sus funciones de investigación y de docencia.

Capítulo 4. Maniobras de Reclutamiento alveolar

4.1 Antecedentes

Existen diversos trabajos experimentales desde los años 70 en los que se estudia la relación del volumen y presión dentro del alvéolo con su forma y tamaño, y cómo afectan los cambios de volumen a la estructura alveolar. Day et al., en 1952, aplicaron diferentes niveles de presión para revertir atelectasias en pulmones animales, y observaron que las presiones bajas no son eficaces, aunque se mantengan durante un tiempo prolongado, mientras que las presiones elevadas sí logran abrir el pulmón pero resultan dañinas si persisten en el tiempo. Concluyeron que para abrir un pulmón atelectásico se debe superar un mínimo de presión, y para hacerlo de forma segura es necesario controlar con exactitud la duración de la aplicación de dicha presión.1] Concepto La Maniobra de Reclutamiento alveolar consiste en la reexpansión de áreas pulmonares previamente colapsadas mediante un incremento breve y controlado de la presión transpulmonar. Los pasos para reclutar el pulmón incluyen: primero, alcanzar una presión de apertura crítica durante la inspiración; segundo, mantenerla durante un tiempo lo suficientemente largo; y tercero, evitar el cierre de la vía aérea. 2] La aplicación de presión positiva al final de la espiración (PEEP) puede estabilizar el alvéolo, al evitar la repetición continua de apertura y colapso del parénquima.

El Reclutamiento Alveolar, por tanto, tiene 2 componentes fundamentales: el nivel de presión aplicado y el tiempo durante el que se mantiene14. El aumento de presión transpulmonar, más exactamente transalveolar, dará lugar a la apertura de las unidades alveolares terminales según su presión crítica, siendo muy variable según su localización. Según modelos matemáticos y experimentales para conseguir un reclutamiento completo es necesario aplicar presiones en vía aérea mayores de 40cmH2O. 4.3. Efectos el porcentaje de pulmón potencialmente reclutable varía mucho de un paciente a otro, siendo como media del 13±11%, y que dicho parámetro se relaciona con la respuesta a la PEEP. El aumento de la oxigenación suele ser breve, y en algunos estudios se ha observado que el efecto desaparece incluso a los 15-30min, siendo lo más frecuente hasta 3-6h después. Gattinoni ha realizado estudios que le han permitido demostrar cambios estructurales y funcionales del pulmón con el uso de niveles adecuados de PEEP que producen reclutamiento. 4.4. Indicaciones Las maniobras de RA se llevan a cabo en situación de hipoxemia severa, como medida de rescate. Fuera del contexto de Medicina Intensiva, el RA tiene un importante papel en el quirófano. Las maniobras de RA pueden ser beneficiosas para abrir áreas de atelectasia relacionadas con la anestesia, especialmente en pacientes obesos, y durante el postoperatorio inmediato de algunas intervenciones con alto riesgo de complicaciones respiratorias, así como para alteraciones mecánicas de la caja torácica, como pectum excavatum, displasia torácica y síndrome de jeune.

Quienes lo aplican en un contexto extra hospitalario son terapeutas respiratorios en un 43%. Las MR deben aplicarse de forma protocolizada e individualizada, determinando la presión necesaria para obtener la mayor re-expansión pulmonar posible en cada paciente, para reexpander se han utilizado presiones de hasta 60 cmH2O. 4.5. Efectos secundarios El aumento de presión transpulmonar se acompaña en ocasiones de efectos adversos, los más frecuentemente descritos son hipotensión y desaturación. En los estudios que han incluido monitorización hemodinámica invasiva más completa, se describe disminución del gasto cardiaco, del volumen sistólico y de la precarga, junto con aumento de la frecuencia cardiaca. La monitorización invasiva de la presión arterial es insuficiente para valorar todos los cambios hemodinámicos que se producen con las maniobras de reclutamiento, ya que incluso puede aumentar de forma transitoria. Otras complicaciones son el barotrauma, arritmias, hipoventilación y acidosis, e incluso se ha considerado que pueda producirse traslocación bacteriana desde el interior del alvéolo, aunque existen resultados contrarios en distintos estudios. En general, estos efectos suelen ser breves y de poca importancia, por lo que no suele ser necesario un cambio en la estrategia de ventilación. Se ha observado que cuando se realizan maniobras de insuflación mantenida se producen más efectos secundarios que con otras técnicas. En el caso de las maniobras con ventilación por presión parece que existen menos casos de barotrauma y de efectos hemodinámicos adversos, a pesar de que se alcanzan presiones mucho mayores en la vía aérea, ya que se aplican de forma más progresiva.

Insuflación máxima con bolsa de reanimación

Se define como la insuflación pulmonar con oxígeno y compresión manual, que provee un Vt de 1 litro, con una presión pico inspiratoria de entre 20 y 40 cmH2O. La técnica fue descrita inicialmente en 1968 por Clement y Hubsch. En 1996 McCarren define la técnica de hiperinsuflación manual en términos de parámetros fisiológicos.72]

La técnica de hiperinsuflación manual pulmonar requiere de un circuito o bolsa de reanimación respiratoria que proporcione un volumen corriente mínimo de 700 mL; se realiza una inspiración profunda y lenta, seguida de una pausa inspiratoria y una espiración rápida y abrupta. La inspiración lenta y profunda incrementa el Vt, y la pausa permite reclutar alvéolos por la constante de tiempo lento; la fase de espiración rápida aumenta el aclaramiento de secreciones bronquiales. La técnica ha sido comparada con la tos fisiológica en la que una inspiración profunda es seguida por una rápida expulsión del flujo de aire (2, B).3

La hiperinsuflación manual está indicada para incrementar la oxigenación pre y postsucción, la movilización de secreciones bronquiales y reinsuflar áreas pulmonares colapsadas; por lo tanto, es apta para pacientes intubados, con patologías como fibrosis pulmonar, fibrosis quística, EPOC, ENM, neumonías y atelectasias, entre otras.

Los efectos adversos de la hiperinsuflación manual se pueden manifestar en la hemodinámica cardiovascular y las presiones intrapleurales; así, las precauciones de esta técnica incluyen inestabilidad del sistema cardiovascular, neumotórax no drenado, broncoespasmo severo, presión inspiratoria pico alta, presión positiva al final de la espiración > 10 cmH2O, hipertensión intracraneana y edema pulmonar agudo (2, B)72]

4.2. Efectos a largo plazo

Se ha observado disminución de pectum excavatum entre 80 y 100%, así como crecimiento torácico entre un 75% y 100% del percentil esperado para la edad, mejorando aspecto físico, crecimiento óseo de la caja torácica, disminución de disnea en un 100%, aumento de la condición física en un 100%, y, en aspectos psicológicos aumento de la motivación, autoconcepto en un 100% y disminución de la depresión en 100%. 4.6. Descripción de la técnica Se sugiere la utilización de Resucitador manual mecánico, que actualmente se utiliza en un 39%. Realizar técnicas de hiperinsuflación de manera aislada en una primera instancia, posteriormente, realizar de manera sumada hasta completar el volumen pulmonar total, en el paciente pediátrico menor de 35 kilos, utilizar el tamaño del resucitador manual mecánico de 500 ml. La técnica debe realizarse con dos horas de ayuno y hasta tres horas de ayuno en el paciente con reflujo gastroesofágico, se pueden utilizar mascarillas de anestesia con olores agradables para aceptación de la técnica en el paciente pediátrico. Las maniobras de reclutamiento alveolar serán preescritas por el médico en rehabilitación pulmonar previa valoración de rehabilitación pulmonar pediátricas, siendo la máxima indicación la de cinco insuflaciones sumatorias por 10 repeticiones de tres a cinco series tres veces por día, esta indicación se puede prolongar incluso años.

Dispositivos para aplicación de maniobras de reclutamiento alveolar

Entre los que podemos citar la maniobra de hiperinsuflación manual (HM), o bag-squeezing.74]

Esa maniobra consiste en el principio fisiológico de las fases de la tos. Para realizarla, el fisioterapeuta desconecta al paciente del ventilador mecánico y por medio de un reanimador manual autoinflable (AMBU®), realiza una lenta insuflación de los pulmones, genera una pausa inspiratoria de cerca de dos segundos y enseguida, realiza una brusca descompresión de la bolsa del reanimador. Esa técnica tiene el objetivo de prevenir y/o re-expandir los alvéolos colapsados, mejorar la oxigenación sanguínea y la complacencia del pulmón.74]

El Cough Assist trabaja como un insuflador-exsuflador.

En un primer tiempo, simula una inspiración introduciendo aire en los pulmones a presión positiva. Tras una pequeña pausa, pasa a extraer el aire rápidamente, a presión negativa.

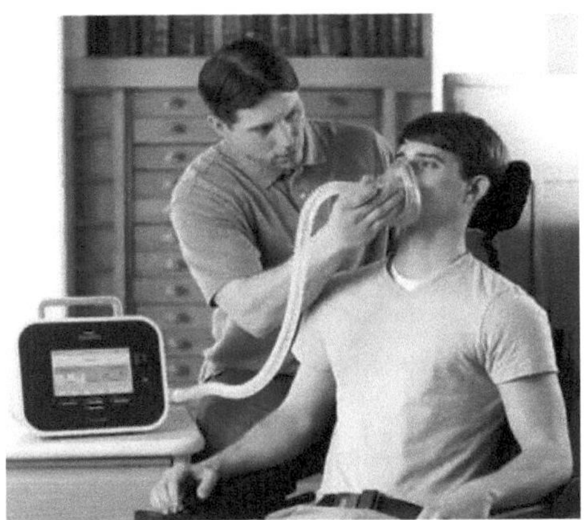

Imagen 4. Máquina de insuflación-exsuflación. Fuente. Productos médicos MGM.

Para la aplicación de maniobras de reclutamiento alveolar es necesario poseer conocimientos previos de fisiología y fisiopatología pulmonar.

Maniobra de reclutamiento alveolar	Valoración inicial de perímetro torácico	Aplicación	Valoración Final de perímetro torácico
Uso de máquina de insuflación-exsuflación			
Uso de resucitador manual mecánico			

Tabla. Valoración inicial de perímetro torácico, aplicación de técnicas de Reclutamiento alveolar, valoración final de perímetro torácico. Autoría propia.

Bibliografía

1] Bisbal Piazuelo, J., & De Barcia Valero, J.D.. (2010). Pectus excavatum: corrección estética mediante prótesis a medida. Cirugía Plástica Ibero-Latinoamericana, 36(4), 345- 353. Recuperado en 24 de abril de 2017, de

http://scielo.isciii.es/scielo.php?script=sci_arttext&pid=S0376-

78922010000400007&lng=es&tlng=es.

2] Mora-Fol, et al. (2006). Evolución actual de Pectus Excavatum corregido con Técnica de Nuss en México. Revista Mexicana de Cirugía Pediátrica. Vol. 16 No 1 P.: 12-19

3] Mora-Fol, et al. (2006). Corrección de Pectus Excavatum por Mínima Invasión Experiencia inicial en México. Revista Mexicana de Cirugía Pediátrica. Vol. 13. No. 4. Pág.: 163-167.

4] Aristizabal L., Juan Pablo; Echeverri, Juan Carlos; (2004). Corrección de pectus excavatum con técnica mínimamente invasiva: Procedimiento de Nuss. Revista Colombiana de Anestesiología, XXXII Sin mes.

5] Fierro-ávila, Fernando, Molina-Ramírez, Iván D, Salamanca, édgar, Sebá, Juan Enrique, Valero, Juan Javier, Beltrán, Jorge, & Jaimes, Paula. (2009). PECTUS EXCAVATUM: REPARACIóN CON LA TéCNICA DE NUSS. SERIE DE 10 CASOS. Revista de la Facultad de Medicina, 57(2), 178-183. Retrieved April 24, 2017, from http://www.scielo.org.co/scielo.php?script=sci_arttext&pid=S0120-

00112009000200007&lng=en&tlng=es.

6] Fibla J. Juan, et al. Experiencia de los servicios de Cirugía Torácica españoles en el tratamiento del pectus excavatum mediante la técnica de Nuss. Cir. Esp 2016; 96:38-43. Vol.94 No.1

7] Vareala B. Patricio. Pectus Excavatum. Historia y Propuestas actuales en el estudio y tratamiento. Rev Med Clínica Condesa. 2009.; 20 (6). Págs.: 7769-775.

8] Pinedo Onofre, et al. (2008). Tratamiento quirúrgico del pectus excavatum. Revista del Instituto Nacional de Enfermedades Respiratorias México. Vol 21. No. 3. Págs. 193-199.

9] Fierro A. Fernando. Presentación de casos. Pectus Excavatum: Reparación con la Técnica de Nuss. Serie de 10 casos. 2009. Rev Fac Med. Vol 2(57) No2. Págs.: 178-183.

10] Arrieta V. Juan et al. Videotoracoscopía en tratamiento del pectus excavatum. Art. De actualización Cuad Cir. 2005:19.60-65.

11] López-Carranza, et al. (2011). Tratamiento del Pectus excavatun con cirugía mínimamente invasiva con la técnica de Donald Nuss. Rev Med Hered. Vol 22. No. 3. 108- 114.

12] PÉREZ BILLI, LUIS E, BRANDOLINO, MARIO, BENEDICTTI, JUAN L, POMI, JORGE, JONES, GUILLERMO, CARRICART, MARTHA, & PASTORINO, IRMA. (2005). Nuestra experiencia con la reparación quirúrgica del pectus excavatum en la infancia. Archivos de Pediatría del Uruguay, 76(2), 122-129. Recuperado en 24 de abril de 2017, de

http://www.scielo.edu.uy/scielo.php?script=sci_arttext&pid=S1688-12492005000200007&lng=es&tlng=es.

13] Varela B., Patricio, Herrera G., Oscar, & Fielbaum C, Oscar. (2002). Pectus excavatum: Tratamiento con técnica mínimamente invasiva. Revista chilena de pediatría, 73(3), 263-269. https://dx.doi.org/10.4067/S0370-41062002000300007

14] G. R.Lorenzo, J.M Gutiérrez Dueñas, E. Ardela, F Martín Pinto. (2011). Resultados preliminares en la corrección de pectus excavatum con técnica de Welch modificada por Acastello. Cirugía Pediátrica. Vol. 24. N4. Pp: 201.

15] Santana Rodríquez 2002. Corrección videotorascóica mínimamante invasica del ectus excavatum. Arch. Bronconeumol. Vol 38 Núm. 8.

http://www.archbronconeumol.org/es/correccion-videotoracoscopica-minimamente-invasiva-del/articulo/13035546/

16] Abramson H. 2005. Método mininvasivo ara la corrección del ectus carinatum. Comunicación reliminar. Arch Bronconeumol. Vol 1 Númm 06.

17] Quiñones Andrade, Armando, Sotelo Robledo, Roberto, Juárez Hernández, Fortunato, Flores, Alberto, Rivera, Francisco, & Romero Imaicela, Adalberto. (2006). Enfisema lobar congénito coexistente con pecho excavado. Presentación de un caso clínico radiológico. Revista del Instituto Nacional de Enfermedades Respiratorias, 19(4), 282-285. Recuperado en 07 de abril de 2015, de

http://www.scielo.org.mx/scielo.php?script=sci_arttext&pid=S0187-75852006000400009&lng=es&tlng=es. .

18] Ruiz-Gimeno et al. 2010. Ectus excavatum grave. Revista Esañola de Anestesiología y Reanimación. Vol. 57. Núm. Cuatro.

http://www.elsevier.es/es-revista-revista-espanola-anestesiologia-reanimacion-344-articulo-ipectus-excavatum-i-grave-90211840

19] Prats Rafael, et al (2010). Operación de Nuss. Correción mínimamente invasiva del Pectus excavatum en adultos. Rev Chil Cir. Vol 26. No. 3. Pp.; 309-313.

20] López Mario et al. (2013). Corrección del pectus excavatum por vía extrapleural sin toracoscopio, en un paciente con cirugías torácicas previas. Rev Med Hered Vol 24. No. 3.

21] Sánchez Nogueira, et al. (2012). Conducta anestésica en pacientes pediátricos con pectus excavatum. Revista Cubana de Anestesiología y Reanimación. Vol 11. No. 3.

22] Lorenzo et al. (2011). Resultados preliminares en la corrección del pectus excavatum con técnica de Welch modificada por Acastello. Cir Pediatr Vol24. Pp.: 201- 207.

23] Carrera Rubio.(2010) Pectus Excavatum. REv Esp. Anestesiol. Reanim.Vol 57. Pp.: 262.

24] Fracon de Godoy Armando C. et al. ¿ Las maniobras de hiperinflación manual pueden causar aspiración de secreciones orofaríngeas en paciente bajo ventilación mecánica?. Revista Brasileira de Anestesiología. Vol 61. No. 5. http://dx.dio.org/10.1590/S0034-70942011000500005

25] Rodriguez Ramos J. et al. Hiperinsuflación con ambú para incrementar el pico flujo de tos en pacientes con distrofia muscular de Duchenne. Revista Electrónica de Postgrado e Investigación . Pág. 48.

26] Wilches-Luna, E. C.; Durán-Palomino, D. & Muñoz-Arcos, V. E. Análisis de las maniobras de reclutamiento alveolar aplicadas en siete Unidades de Cuidado Intensivo. Rev. Cienc. Salud 2010; 8 (3): 49-59.

27] Acastello, et al. (2009). Actualización de la Clasificación de las Malformaciones Congénitas de la Pared Torácica: 22 años de experiencia cn un hospital Pediátrico. REv. Med. Condes Vol20. No.6. Págs.: 758-767.

28] Kelly Robert, et al. (2013). Dismorfología de las deformidades de la pared torácica: distribución de frecuencias de los subtipos de pectus excavatum típico y subtipos poco comunes. Arch Bronconeumol Vol. 49. No. 5. Págs.: 196-200. http://www.archbronconeumol.org 15/04/2015

29] Velarde Jorge, et al. (2013). Calidad de vida y satisfacción postquirúrgica

en pacientes pediátricos operados de Pectus excavatum mediante técnica de Nuss. Rev. Chil Pediatr. Vol. 84. No. 2. Págs.: 166-176.

30] Campos Díaz, et al. (2013). Caracterización del Síndrome de Ehlers Danlos tipo III. Rev. Ciencias Médicas. Vol. 17 No. 3. Págs. 16-24.

31] González Bellido, etl al. (2009). Neumonías de repetición y fisioterapia

respiratoria: a propósito de un caso clínico. Fisioterapia. Col 3N.1. Págs.: 32-35. www.elsevier.es 14/04/2015

32] Fernández Gabarda, et al. (1997). Aspectos clínicos del Síndrome de

Ehlers Danlos. Rev Esp Cir Osteoart. Vol 32. Págs.: 85-93.

33] Quispe Pari Gabriela Diana. (2014) Sindrome de Ehlers Danlos. Revista de Acutalización Clínica. Vol45. P. 2362-2368.

34] Pinedo Onofre, Javier Alfonso, Martínez López, Camilo Antonio, Guevara Torres, Lorenzo, & Aguillón Luna, Arturo. (2005). Presentación de un caso de corrección cosmética de pectus excavatum. Revista del Instituto Nacional de Enfermedades Respiratorias, 18(2), 117-122. Recuperado en 07 de abril de 2015, de

http://www.scielo.org.mx/scielo.php?script=sci_arttext&pid=S0187-75852005000200007&lng=es&tlng=es. .

35] Fernández Crisosto Carlos, et al. (2012). Tratamiento del Pectus Excavatum con la técnica de Nuss. Revista Médica Basadrina. Vol. 6 Núm. 1. Págs.: 28-31.

36] Lopez, Carlos; Manique, Alda; Sotto-Mayor, Renato; Cruz, Jorge; Mendes de Almeida, Margarida; Cravino, João; Bugalho de Almeida, A. (2006). Síndrome de Ehlers-Danlos - Uma causa rara de pneumotórax espontâneo. Revista Portuguesa de Pneumología, vol. XII, núm. 4, julio-agosto, pp. 471-480. Lisboa, Portugal.

37] Moreno Lozano Sandra et al. (2014). Aortopexia más corrección de pectus excavatum en un lactante menor con traqueobroncomalacia. Seguimiento durante 16 meses. Reporte de caso. Suplemento Iatreia. Vol 27. No. 4.

38] Bravo F. Jaime. (2010). Síndrome de Ehlers-Danlos tipo III, llamado también Síndrome de Hiperlaxitud Articular (SHA). Epidemiología y manifestaciones clínicas. Rev. Chil. Reumatolo Vol 26. No.2. Págs.: 194-202.

39] Howard Levy. (2012). Síndrome de Ehlers-Danlos tipo hiperlaxitud, revisión.   Departamento de Medicina, División de Medicina interna e

Instituto McKusick de Medicina Genética. Universidad de Johns Hopkins. Facultad de Medicina. Baltimore (EEUU). http://www.genetest.org/query'dz=eds3

40] Delaygue et al. (2012) Malformaciones congénitas de la pared anterior del tórax: Pectus excavatum, descripción de una serie de casos. Artículo Original. Vol. 15. No. 1. Págs.: 8-10.

41] Jeong et al. () Pulmonary funcition before an after the Nuss procedure in adolescents whith pectus excavatum: correlation with morphological subtypes. Journal of Cardiothoracic Surgery (2015) 10:37.

42] Kim Jae-Jun. et al (2014). A study about the costoclavicular space in patients with pectus excavatum. Journal of Cardiothoracic Surgery. Vol 19 Pp.: 189. http://www.cardiothoracicsurgery.org/content/19/1/189

43] Yong Sun. et. Al. (2014). Simultaneus repair of pectus excavatum ando congenital heart disease without cardiopulmonary bypass or sternal osteotomy. Journal of Cardiothoracic Surgery. No.9. 168. http://www.cardiothoracicsurgery.org/content/9/1/168

44] Betti Stefano et al. (2014). A sensorized Nuss Bar for Patient-Specific Treatment of Pectus Excavatum. Sensor Vol. 14 Pp.: 18096-18113. www.mdpi.com/journal/sensors

45] Khakimov et al. (2014). Radiological assessment of surgical treatment result in children and adolescents with pectus excavatum: medium-term results of 75 cases. Russian Open Medical Jurnal. Traumatology and Ortopedics. Vol 3. No. 0308

www.romj.org

46] Kim Jae Jun et al. (2014). Elevation of serum ñactate dehydroganase in patients with pectus excavatum. Journal of Cardiothoracic Surgery Vol 9 No. 75 http://www.cardiothoracicsurgery.org/content/9/1/75

47] Zurita Ortega Félix. Et al. (2010). Hiperlaxitud ligamentosa (Test de Beighton) en la población escolar de 8 a 12 años de la provincia de Granada. Reumatología Clínica. Vol 6. No. 1. Págs.: 5-10. www.reumatologiaclinca.org

48] Santana Rodríquez 2002. Corrección videotorascóica mínimamante invasica del Pectus excavatum. Arch. Bronconeumol. Vol 38 Núm. 8. http://www.archbronconeumol.org/es/correccion-videotoracoscopica-minimamente-invasiva-del/articulo/13035546/

49] Vazquez Chacón Verónica. Manejo de Terapia Pulmonar en Displasia Torácica. Reporte de Caso. Revista del Simposio Iberoamericano de Ciencias e Ingenierías 2014. Pág.:40-42.

50. Fortalece IMSS atención médica a población con Síndrome de Down como parte de los esfuerzos de la cultura inclusiva Página Web. Gobierno de México, IMSS. https://www.imss.gob.mx/prensa/archivo/202206/313#:~:text=El%20Instituto%20Mexicano%20del%20Seguro,institucionales%20para%20fortalecer%20una%20cultura

51. Día Mundial del Síndrome de Down. Página web. Gobierno de México. https://www.gob.mx/difnacional/documentos/dia-mundial-del-sindrome-de-down-238643

52. Cortés-Enríquez, Omar D., López-Serna, Norberto, Hernández-Gallegos, Amairani, Yáñez-Caballero, Mónica T., Ibarra-Llamas, Diancil A., Zamarrón-Segura, Iván A., Guerra-Salinas, Fabiola B., Beltrán-Aguilar, Víctor M., Carrazco-Chapa, Anahí, Rivero-Zambrano, César A., & Ortiz-Ríos, Andrés M.. (2022). Panorama de las anomalías congénitas de interés epidemiológico en México. *Perinatología y reproducción humana*, *36*(1), 16-20. Epub 30 de septiembre de 2022.https://doi.org/10.24875/per.20000021

53]Síndrome de Down. Medline Página web. https://medlineplus.gov/spanish/downsyndrome.html#:~:text=No%20existe%20un%20tratamiento%20%C3%BAnico,a%20desarrollar%20todo%20su%20potencial.

54] Montoya Villegas, Julio César; Satizábal Soto, José María; García Vallejo, Felipe; Sánchez Gómez, Adalberto Perspectiva y comprensión bioquímica del síndrome de Down El Hombre y la Máquina, núm. 30, enero-junio, 2008, pp. 118-129 Universidad Autónoma de Occidente Cali, Colombia

55] DEAN R HESS PHD RRT FAARC. The evidence for Secretion Clearance Techniques. Respiratory Care. CHEST. November 2001. Vol 46. No 11. Pág 1276-1293

56] GONZÁLEZ R. Rehabilitación médica. Ed. Masson. Barcelona,1997. Pp.: 337.

57] BELTRAMO F. et DERELLEJ. –Mucoviscidosis. Técnicas e indicaciones de la Kinesterapia en el tratamiento de la afección broncopulmonar y de sus consecuencias. Enciclopedia Médico-Quirúrgica 26-502 "A". Pág: 5.

58] B. McCARREN. Physiological effects of vibration in subjects with cystic fibrosis Eur. Respir. J., Jun 2006; 27: 1204 - 1209.

59] R. K. WOLFF. Effects of exercise and eucapnic hyperventilation on bronchial clearance in man J Appl Physiol, Jul 1977; 43: 46 - 50.

60] J MORTESEN. The effects of postural drainage and positive expiratory pressure physiotherapy on tracheobronchial clearance in cystic fibrosis

CHEST, Nov 1991; 100: 1350 - 1357.

61] O ACOSTA . Fármacos mucolíticos y fármacos moduladores del surfactante pulmonar. Revisiones y actualizaciones: Enfermedades respiratorias. . Pneumologie. 2008 Mar;62 Suppl 1:S11-3

62] Evidencia basada en revisión. Evidencia para terapia física (aclarado de vía aérea y training) en fibrosis quística: Una overview de cinco revisiones con el Sistema Cochrane. Respiratory Medicine (2006) 100, 191-201

63] DENNIS McCOOL. Nonpharmacologic Airway Clearance Therapies: ACCP Evidence- Based Clínical Practice Guidlines. CHEST. March 17, 2006.

64] McCARREN. Vibration and its effect on the respiratory system. Australian Journal of Physiotherapy. 52(1):39-43, 2006.

65] POSTIAUX. Fisioterapia respiratoria en el niño. Lás técnicas de tratamiento guiadas por la auscultación pulmonar. McGraw-Hill*Interamericana.Traducido de la primera obra en Francés. España 2000.

66] MARKS. Pulmonary Function an Sputun Production in Patients With Cystic Fibrosis: A Pilot Study Comparing the PercussiveTech HF Device and Standard Chest Physiotherapy. CHEST. Volume 125(4), April 2004, pp 1507-1511. 15.- Código de Ética. Instituto Nacional de Enfermedades Respiratorias. INER. México. www.iIner.salud.gob.mx/descargas2/código_de_conducta_relab.pdf 16.- Código de Etica. Fundación Teletón México. www.teleton.org.mx/sites/defaul/files/ch4ag3/codigodeetica.pdf 17.- 67] MENDOZA I, LAURA, & HORTA M, PAULA. (2011). Educación en los programas de rehabilitación respiratoria de los pacientes con enfermedad pulmonar obstructiva crónica. Revista chilena de enfermedades respiratorias, 27(2), 134-138. Recuperado en 11 de marzo de 2014, de http://www.scielo.cl/scielo.php?script=sci_arttext&pid=S0717-73482011000200009&lng=es&tlng=es. 10.4067/S0717-73482011000200009. 68] PECES et al (2005). Fisiopatología del atrapamiento aéreo en la EPOC. Rev. Patol. Respir. Supl 2.P.: 255-261. 19.- Gómez Pereira, Roque Manuel; Núñez Rodríguez, Lisbet; Santos Herrera, Yamilet; Horta Fuentes, Otany. (2005). Rehabilitación respiratoria en la enfermedad pulmonar obstructiva crónica. Archivo Médico de Camagüey, Sin mes. 20.- Rehabilitación Cardiaca en el trasplante Cardiaco. Guía para el paciente. Unidad de Insuficiencia Cardiaca y Trasplante Cardiaco. Área del Corazón. Hospital Universitario A. Coruña. Servicio Galego de Saude. http://www.cpfcyl.com/descargas/rehab_cardiaca/rehabilitacion_cardiaca_guia .pdf

69] Domínguez Ma. Eugenia. Qué tan importante es la Rehabilitación Pulmonar. Rev Inst Nal Enf Resp Mex 2001; 14 (2) Págs.: 77-78. http://new.medigraphic.com/cgibin/resumen.cgi?IDARTICULO=6126

70] Elizalde González, José Javier. (2019). La importancia de los profesionales de la terapia respiratoria. *Medicina crítica (Colegio Mexicano de Medicina Crítica)*, *33*(1), 8-9. Epub 04 de diciembre de 2020. Recuperado en 15 de noviembre de 2023, de http://www.scielo.org.mx/scielo.php?script=sci_arttext&pid=S2448-89092019000100008&lng=es&tlng=es.

71] Algaba A. et al. (2013). Maniobras de Reclutamiento alveolar en el síndrome de Diestrés respiratorio agudo. Medicina intensiva, Vol. 37. No.5. Págs.: 355-362. 2.-Wilchwa-Luna E.C. (2010). Análisis de las maniobras de Reclutamiento alveolar aplicadas en siete Unidades de Cuidados Intensivos. Rev. Cien. Salud 8(3). Págs.: 49-59.

72] A. Mínguez Gómez, R. Fonseca Martín, C. Gutiérrez San Román, J.E. Barrios Fontoba, D. Crehuet Gramatyka, I. Miró Rubio, J.J. Vila Carbó. Valor del índice de corrección en la indicación quirúrgica del pectus excavatum: correlación con el gold standard. Cir Pediatr. 2019; 32: 2-5. Extraído de: https://secipe.org/coldata/upload/revista/2019_32-1_2-5.pdf

73] Dominguez Furuya MA. Et al. Guía para el diagnóstico y tratamiento de las alteraciones respiratorias en las enfermedades neuromusculares. Neumol Cir Torax, Vol. 70, No. 1, Enero-marzo 2011. Extraído. https://www.medigraphic.com/pdfs/neumo/nt-2011/nt111b.pdf

74] Armando Carlos Franco de Godoy , Carla de Oliveira Yokota , Izilda Ismênia Muglia Araújo , Maria Isabel Pedreira de Freitas. ¿Las Maniobras de

Hiperinflación Manual Pueden Causar Aspiración de Secreciones Orofaríngeas en Paciente Bajo Ventilación Mecánica?. Rev Bras Anestesiol 2011; 61: 5: 305-307

Anexo 1. Reglamento Nacional de la Asociación Española de Fisioterapeutas

Artículo 1°. Respeto a la vida, a la dignidad y a los derechos humanos.

Sin distinción de sexo, edad, credo, raza, lengua, cultural, condición socioeconómica o ideología política, el respeto a la vida, a la dignidad y a los derechos humanos son los principios y valores que orientan al profesional de Terapia Respiratoria.

Parágrafo 1°. La veracidad es la coherencia entre lo que es, piensa, dice y hace la persona que ejerce la profesión de Terapia Respiratoria. Se debe manifestar oportunamente la verdad a los atendidos por parte de quienes ejercen la profesión.

Parágrafo 2°. La igualdad implica reconocer a todos el mismo derecho a la atención y a la buena calidad; diferenciándose el trato individual de acuerdo a cada necesidad.

Parágrafo 3°. La autonomía es la capacidad para deliberar, decidir y

actuar. Las decisiones personales, siempre que no afecten desfavorablemente a sí mismo y/o a los demás, deberán ser respetadas. El afectado, o en su defecto su representante legal, es quien debe autónomamente decidir sobre la conveniencia y oportunidad de los actos que atañen principalmente a sus intereses y derechos.

Parágrafo 4°. La beneficencia implica brindar a cada ser humano lo más

conveniente, donde predomina el cuidado sobre el más débil y/o necesitado; procurando el mayor beneficio y la menor demanda de esfuerzo en términos de riesgos y costos. La cronicidad, gravedad o incurabilidad de la enfermedad no constituyen motivo para privar de la asistencia proporcionada a ningún ser humano.

Parágrafo 5°. El mal menor consiste en elegir la alternativa que genere consecuencias menos graves de las que se deriven de no actuar; y en obrar sin dilación en relación con la opción seleccionada, evitando transgredir el derecho a la integridad del atendido.

Parágrafo 6°. La no-maleficencia consiste en que el personal de Terapia

Respiratoria realice acciones que, aunque no generen algún beneficio sí

puedan evitar daños.

La omisión de estas acciones será sancionada cuando se desencadene o se ponga en peligro de una situación lesiva.

Parágrafo 7°. La totalidad significa que los órganos o partes de un individuo puedan ser eliminados en servicio del organismo, siempre y cuando sea necesario para la conservación de su salud. Para aplicarlo se debe tener en cuenta:

a) Que el órgano o parte, por su alteración o funcionamiento constituya una seria amenaza o daño a todo el organismo; b) Que este daño no pueda ser evitado o al menos disminuido notablemente;

c) Que el porcentaje de eficacia de la mutilación según el avance científico y recursos del momento, haga deducir que es razonable la acción;

d) Que se prevea por la experiencia y los recursos con que se cuenta;

Parágrafo 8°. La causa de doble efecto significa que es éticamente admisible realizar una acción que en sí misma sea buena o indiferente y que pueda producir un efecto bueno o uno malo.

Artículo 3°. Del cuidado del terapeuta respiratorio. El acto del cuidado del terapeuta respiratorio se fundamenta en sus principios científicos, investigativos, tecnológicos y de conocimientos actualizados en las ciencias biológicas y humanísticas.

En las consideraciones y juicio de valor que se tomen para el plan de cuidado de Terapia Respiratoria se tendrán en cuenta el estado de salud, el entorno del paciente y las consideraciones de los demás profesionales de la salud que sobre su tratamiento y cuidados intervengan. Se tendrá como objetivo, el desarrollar las potencialidades individuales y colectivas, a la vez que se promueve la vida y se previene la enfermedad.

Artículo 5°. Condiciones. Entiéndase por condiciones para el ejercicio del terapeuta respiratorio el conjunto de requisitos e infraestructura física, dotación técnica y administrativa, registros para el sistema de información, auditoría de servicios y medidas de seguridad y bioseguridad que le permitan al profesional de Terapia Respiratoria actuar con autonomía profesional, calidad e independencia y sin los cuales no podrá dar garantía del cuidado de Terapia Respiratoria.

Parágrafo. El profesional deberá informar por escrito a las instancias de

Terapia Respiratoria y de control de la institución el déficit en esas condiciones y exigirá su cambio para evitar que esta situación se convierta en una condición permanente que deteriore la calidad técnica y humana de los servicios de Terapia Respiratoria.

Artículo 6°. El profesional de Terapia Respiratoria deberá informar y solicitar el consentimiento a la persona, a la familia antes de la realización del cuidado de Terapia Respiratoria con el objeto de que conozcan su conveniencia y sus posibles efectos no deseados a fi n de que puedan manifestar su aceptación o su oposición a ellas. De igual manera deberá proceder cuando ellos sean sujetos de prácticas de docencia o investigación de Terapia Respiratoria.

Artículo 7°. El profesional de Terapia Respiratoria responderá por el cuidado directo o por la administración del cuidado de Terapia Respiratoria a pacientes que le sean asignados, siempre y cuando el número de estos y la complejidad de sus casos sean tales:

a) Se permita disminuir los posibles riesgos;

b) Sea posible cumplir con estándares de calidad;

c) Sea posible un cuidado oportuno.

Anexo 5. Responsabilidad del profesional de Terapia Respiratoria y

otros miembros de Recurso Humano en Salud

Artículo 14. La relación del terapeuta respiratorio con los demás miembros del recurso humano en salud o del orden administrativo deberá fundamentarse en el respeto mutuo e independencia del nivel jerárquico.

Anexo 2. Responsabilidad del profesional de Terapia Respiratoria frente al registro de terapia respiratoria

Registro. Entiéndase por registro los documentos específicos que hacen parte de la historia clínica en los cuales se describen cronológicamente la situación, evolución y seguimiento del estado de salud e intervenciones de promoción de la vida y prevención de la enfermedad, tratamiento y rehabilitación que el profesional de terapia brinda.

Historia clínica. La historia clínica es un documento privado sometido a reserva que únicamente puede ser conocido por el paciente, el personal sanitario que lo atiende, por terceros previa autorización del paciente o

de su representante legal, o según lo previsto por la ley.

El profesional de terapia exigirá y adoptará los formatos y medios de registro que respondan a las necesidades de información. El profesional de terapia diligenciará los registros de historia clínica en forma veraz, secuencial, coherente, legible, clara, sin tachaduras, enmendaduras, intercalaciones o espacios en blanco y sin utilizar siglas distintas a las internacionalmente aprobadas.

La investigación formal o instructiva, que será adelantada por el magistrado instructor, comienza con la resolución de la apertura de la investigación en la que además de ordenar la iniciación del proceso, se dispondrá la comprobación de sus credenciales como profesional de Terapia Respiratoria, la recepción de declaraciones libres y espontáneas, la práctica de todas las diligencias para el esclarecimiento de los hechos y la demostración de la responsabilidad o la inocencia deontológica de su autor y partícipes.

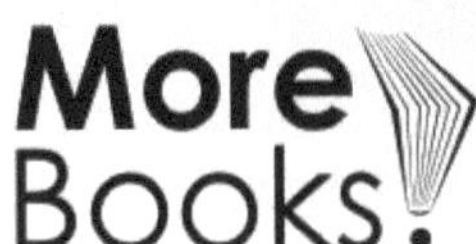

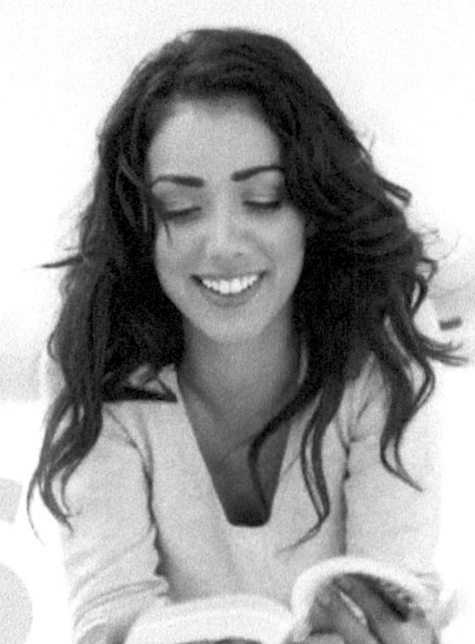

I want morebooks!

Buy your books fast and straightforward online - at one of world's fastest growing online book stores! Environmentally sound due to Print-on-Demand technologies.

Buy your books online at
www.morebooks.shop

¡Compre sus libros rápido y directo en internet, en una de las librerías en línea con mayor crecimiento en el mundo! Producción que protege el medio ambiente a través de las tecnologías de impresión bajo demanda.

Compre sus libros online en
www.morebooks.shop

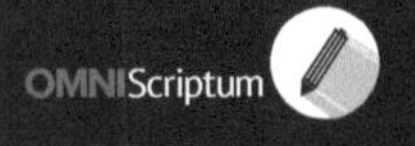

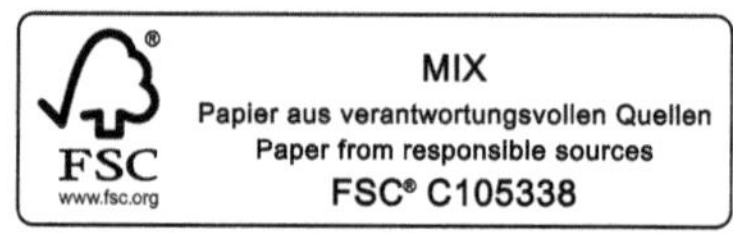

Printed by Books on Demand GmbH, Norderstedt / Germany